健康中国医学科普融媒体出版项目（第一辑）

肿瘤患者与家属心理健康1

主　编　胡建利

副主编　杨盛力

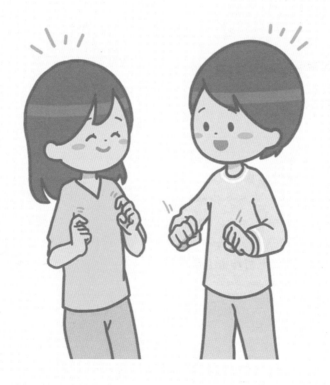

长江出版传媒

湖北科学技术出版社

图书在版编目(CIP)数据

肿瘤患者与家属心理健康 100 问/胡建莉主编. —武汉：湖北科学技术出版社，2022.9（2023.3 重印）

健康中国医学科普融媒体出版项目. 第一辑

ISBN 978-7-5706-2052-4

Ⅰ.①肿… Ⅱ.①胡… Ⅲ.①肿瘤－心理健康－问题解答 Ⅳ.①R730.59-44

中国版本图书馆 CIP 数据核字（2022）第 095050 号

肿瘤患者与家属心理健康 100 问
ZHONGLIU HUANZHE YU JIASHU XINLI JIANKANG 100 WEN

责任编辑：李　青　陈中慧　余　洋　　　　　封面设计：胡　博

出版发行：湖北科学技术出版社　　　　　电话：027－87679485
地　　址：武汉市雄楚大街 268 号　　　　邮编：430070
　　　　　（湖北出版文化城 B 座 13－14 层）
网　　址：http://www.hbstp.com.cn

印　　刷：武汉邮科印务有限公司　　　　　　邮编：430205

880×1230　　　　1/32　　　　6 印张　　　　110 千字
2022 年 9 月第 1 版　　　　　　2023 年 3 月第 2 次印刷
定价：36.00 元

《肿瘤患者与家属心理健康 100 问》

编 委 会

主　编　胡建莉（华中科技大学同济医学院附属协和医院）

副主编　杨盛力（华中科技大学同济医学院附属协和医院）

编　委　褚　倩（华中科技大学同济医学院附属同济医院）

　　　　吴耀贵（武汉大学人民医院）

　　　　周亚娟（湖北省肿瘤医院）

　　　　舒诚荣（咸宁市中心医院）

　　　　胡德英（华中科技大学同济医学院附属协和医院）

　　　　刘俊丽（华中科技大学同济医学院附属协和医院）

　　　　代　艺（华中科技大学同济医学院附属协和医院）

　　　　孙　丽（华中科技大学同济医学院附属协和医院）

　　　　彭　慧（华中科技大学同济医学院附属同济医院）

　　　　李艳月（广东实验中学越秀学校）

　　　　王　蕾（武汉大学中南医院）

　　　　林丹丹（武汉大学人民医院）

　　　　景　婧（湖北省肿瘤医院）

蔡梅杰　（华中科技大学同济医学院附属协和医院）

李俞婷　（华中科技大学同济医学院附属协和医院）

张红霞　（长江大学附属仙桃市第一人民医院）

张华萍　（孝感市中心医院）

高　娟　（湖北省肿瘤医院）

陈　松　（北京回龙观医院）

王晓慧　（华中科技大学同济医学院附属同济医院）

孟子芸　（华中科技大学护理学院）

李　雪　（华中科技大学护理学院）

田沁灵　（华中科技大学第二临床学院）

杜思思　（华中科技大学护理学院）

周卿照　（华中科技大学护理学院）

黄泽涵　（华中科技大学护理学院）

朱梓凝　（华中科技大学护理学院）

余雅洁　（华中科技大学第一临床学院）

李振洲　（华中科技大学第一临床学院）

李依瑾　（华中科技大学第一临床学院）

李　婷　（华中科技大学第一临床学院）

王淦昕　（华中科技大学同济医学院附属梨园医院）

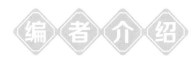

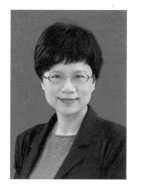

胡建莉，女，医学博士，硕士生导师，华中科技大学同济医学院附属协和医院肿瘤中心主任医师。

1989年毕业于华中科技大学同济医学院，后取得博士学位，从事肿瘤专业临床工作20余年，有丰富的临床经验，擅长消化道肿瘤的化疗、放疗、靶向免疫治疗，晚期肿瘤的姑息治疗以及心理治疗。现担任中国抗癌协会肿瘤心理学专业委员会常委，湖北省抗癌协会肿瘤心理专业委员会主任委员，湖北省临床肿瘤学会胃癌专业委员会副主任委员。主持并参加多项临床研究，参加国家自然科学基金项目2项，主持湖北省自然科学基金项目2项，主持吴阶平基金项目2项，主持武汉市科技攻关项目2项。发表SCI论文20余篇。

杨盛力，医学博士，副教授，华中科技大学同济医学院附属协和医院肿瘤中心副主任医师。

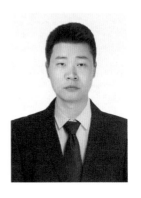

湖北省抗癌协会癌症康复与姑息治疗青年委员会副主任委员，湖北省抗癌协会肿瘤心理专业委员会常委兼秘书，湖北省中医协会消化病专业委员会常委。还担任 *Evidence-based Complementary and Alternative Medicine*（SCI）编委，*International Journal of Clinical Pharmacy*（中文版）、《中华肿瘤防治杂志》《中华肝脏外科手术学电子杂志》《中华普通外科学文献》、*TMR-Integrative Medicine*、《医药导报》《肿瘤预防与治疗》等杂志青年编委，《辽宁医学杂志》编委，《中华肝脏病杂志》特邀编委。主持科研课题 13 项，发表 SCI 论文 40 篇，其中影响因子大于 10 分 4 篇，5 分以上 11 篇。博士论文被香港中文大学评为优秀博士论文。2020 年荣获湖北省科技进步二等奖。

序　言

　　医学科普是医学教育中不可或缺的组成部分，如何将医者经过调查研究、临床实践得出有效经验，以及一些重要的医学理论以患者能够听懂、接受的方式传播给患者及其家属既是医者的责任，也是患者教育中非常重要的一个环节。医学科普为患者解答他们心中的疑问，并将医学知识带到千家万户中去，是传播医学知识的良好途径。

　　心理社会肿瘤学是一门新兴交叉学科，主要研究心理社会和行为因素在肿瘤的发生、发展及转归中的作用，肿瘤患者及家属承受了哪些心理痛苦，如何帮助他们减轻痛苦，因为患癌不仅仅是身体上的疾病，更是一场旷日持久的心理浩劫。该学科相关科普的传播力还不是很强，需要这一领域的专家们共同努力。患者及家属们对这一领域的疑问还有很多，甚至曲解了这个领域的内涵或讳疾忌医，因此急需大量的、科学的、专业的科普宣传来促进人们对这个领域的认识。由胡建莉主编、杨盛力副主编的《肿瘤患者与家属心理健康100问》的出版无疑是在为这个领域的科普建设添砖加瓦、贡献力量。本书编委首先调查了 2000 多名肿瘤患者的心理需求，然后从中总结出 100 多位患者的共性问题，进行了科学、通俗易懂的解答，包括从诊断初期如何接受患病的事实到如何规划未来，从患者的家庭婚姻关系的调解到如何面对日常生活，以及如何改善治疗带来的不良反应及各种焦虑等，内容丰富，深入浅出，通俗易懂。这本书作为肿瘤科普读物，做到了科学为基，普及为本，用简单易懂的言语，讲解肿瘤患者心理的误区，一定会给读者带来良好的阅读体验与理解。

　　一书在手，答疑解惑。我相信这本书会缓解肿瘤患者及其家属面对肿瘤时不知所措的焦虑，解答他们因为疾病产生的各种心理问题，期待这本书能够成为肿瘤患者及其家属的口袋书、枕边书。

　　医学不只是一门科学和技术，还蕴涵人文精神。这本书的内容有人文、有温度、有帮助、有安慰。愿此书能真正帮助到大家。

唐丽丽

（唐丽丽，北京大学肿瘤医院康复科主任，中国抗癌协会肿瘤心理专业委员会前任主任委员）

前　言

　　"从我被诊断为癌症的那一刻起,我再也笑不出来了。""我和家人的生活变得很糟糕,我们对未来失去了希望。"……身边有肿瘤患者的朋友们可能听到过这类倾诉,很多肿瘤患者们也表示总是会有这类想法。在与肿瘤的漫长抗争中,由于身体状况的剧烈变化,负面情绪总是容易乘虚而入。

　　然而与大众认识不同的是,随着医疗技术水平的不断发展,"癌症"早已不是死亡的代名词,"肿瘤是一种心身疾病"已逐渐成为专家共识。作为一种心身疾病,肿瘤的发生、发展、治疗和预防都与患者的心理状态有着极大的关联。因此,面对肿瘤带来的负面情绪,各位患者朋友应该了解到这是正常的,认识到人人都有脆弱的时候,同时更应该积极地寻求心理援助。

　　通过对湖北省近 2000 名肿瘤患者及家属进行相关心理调查,我们将收集到的心理问题整理后,筛选出 100 个具有代表性的问题,从肿瘤患者及家属两个角度,就疾病接纳与治疗、社会及家庭关系处理、个人价值与实现等多个方面,较为全面地对肿瘤患者及家属正在或即将面临的心理问题,或潜意识里存在而尚未发现的焦虑与担忧进行分析与解答。

本书所有问题的相关解答均由湖北省抗癌协会心理专业委员会的大部分专家和专门从事心理研究的专家合力撰写，并参考了大量文献资料，内容科学可靠。本书用语通俗易懂，很少使用相关专业术语，以便于各位肿瘤患者及家属能够获得更好的阅读体验与理解。

希望各位肿瘤患者及家属阅读完本书后，能够有所收获、有所慰藉。请相信，未来的日子常有阳光，常有希望！

目 录

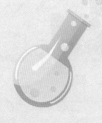

肿瘤患者篇

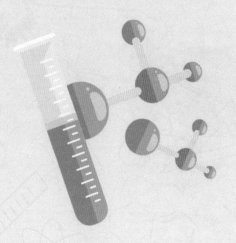

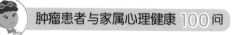

◎ 一、初诊时期：如何接受患病的事实

1. 我一辈子都在做善事，我做错了什么让我得这个病？

患者做善事在思想道德上确实是模范，而肿瘤的形成多是受生活习惯、遗传、环境因素影响。一个是精神上的崇高，一个是生理上的疾病，这二者之间并没有必然的关联性。

"善报"就是患者平日中行的善，能够使得他在生病过程中更加多地得到亲朋好友在各种形式上的关爱、照料。患者需要做的就是心平气和地渐渐接受疾病，并积极配合治疗，这就是康复道路上最大的善行。

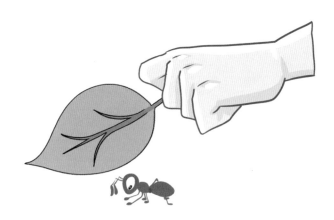

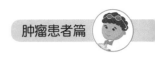

2. 我平时注意锻炼身体、控制饮食，没有任何的不良习惯，为什么会得这个病？

患者平时注意锻炼身体、控制饮食，没有任何的不良习惯，这是非常值得肯定的，也是对健康很有益的。但肿瘤的形成并不只是受生活习惯的影响，还有遗传、环境等因素的参与。患者可能有相关疾病的家族史，或是平时接触到了环境中的一些致病因素等，这些因素综合起来导致了疾病的发生。

其实，患者平常良好的生活习惯对疾病的预后有着十分积极的意义，请坚持下去。

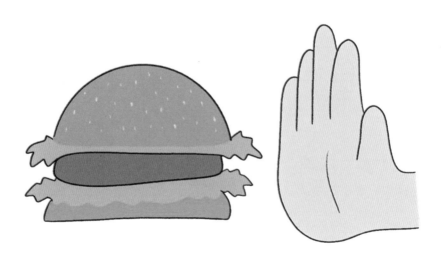

3. 我平时身体一直很好，没有任何不适，怎么会得肿瘤呢？

　　患者是否感到不适其实只是一种主观上的感觉，并不能代表客观的检查。有些肿瘤的发生非常隐蔽或进展较迅速，早期可能不痛不痒，人们不容易意识到。

　　其实患者平常身体很好说明患者的身体素质较好，底子扎实，这对后期的治疗是有积极意义的。

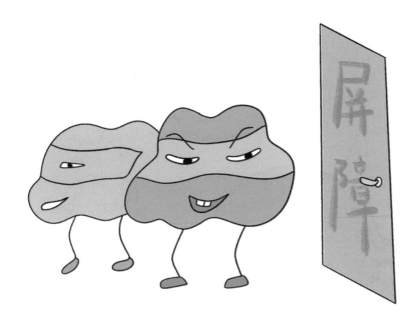

4. 我一有不舒服就去医院看病了，怎么会是肿瘤晚期呢?

　　有些肿瘤的发生很隐蔽，有时患者可能感觉不出来或难以发现。也可能是肿瘤的进展较快，在患者意识到之前就已经发展为晚期了。有时候有些肿瘤的发生症状没有特异性，让人感觉到是一般的小病，没有引起特别的重视。但患者较强的健康意识与依从性是值得肯定的，这对整个治疗过程有着积极的意义。

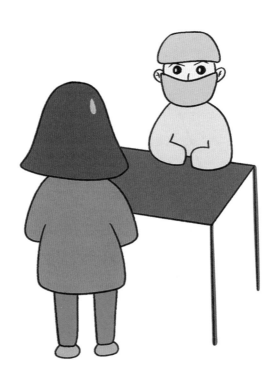

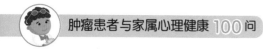

5. 我每年都做体检，为什么以前没有发现这个病？

　　通常肿瘤的进展需要时间，有很多其他疾病最终会随着时间的推移逐步发展为肿瘤，所以虽然体检没有显示肿瘤，但患者应注意并及时治疗体检报告上指出的基础疾病。

　　但也有可能是肿瘤发病隐蔽、进展较快，在患者两次体检的间期发生与发展。体检并不能检查出所有的疾病，也有死角，导致原发病灶没有被及时发现。所以患者应该同时注重自己平日里的主观感觉，感到有任何不适应积极就诊。

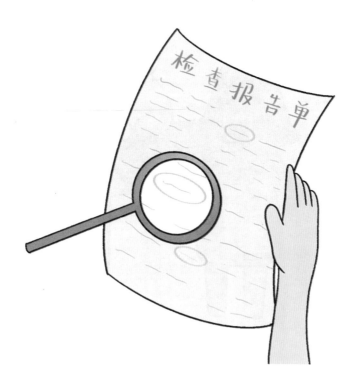

6. 我前段时间就出现不适，一直没在意，现在检查出来就是癌症晚期，如果早点来看病，会不会就没有这么糟糕？

首先请患者不要懊恼，患者可以尝试用感兴趣的事物转移注意力，少去想之前的事情，放松心态。世上没有后悔药，应该更注重于当下，并积极配合治疗。良好的情绪对治疗起着积极作用。

患者心态平稳之后，和患者解释实情，事已至此，患者能做的就是相信医院，相信自己，用良好的心态积极配合治疗。从当下做起，这样治疗效果才好，接下来的每一刻才不会因懊恼而浪费，不会因后悔而辜负。

如果患者每天大部分时间都沉浸在这种自我责难、懊悔、痛苦的情绪里，丧失了生活动力，持续时间超过 2 周，请一定要告知医护人员，寻求专业的心理咨询，共同渡过难关，战胜病魔。

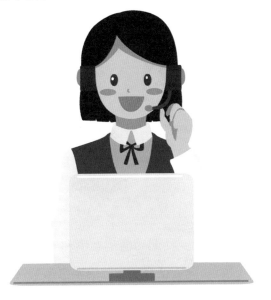

肿瘤患者与家属心理健康100问

7. 别人都劝我不要抽烟喝酒，我偏不听，现在得了肿瘤，非常后悔，要是没有这些坏习惯是不是就不会得肿瘤？

（1）肿瘤发病机制还不能完全明确，与环境因素、遗传因素、基因突变、病毒感染等都有相关性。尼古丁和酒精本身不是致癌物质，因此并不能很确定地说肿瘤是抽烟喝酒引起的，抽烟喝酒仅仅是增加患癌风险。

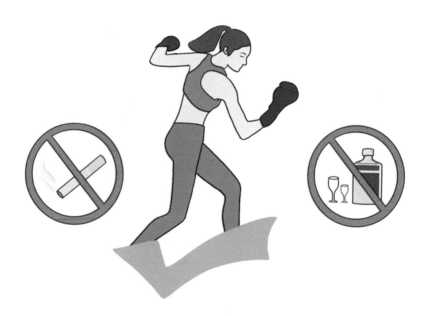

（2）抽烟喝酒确实不利于疾病恢复，应及时戒除。虽然没有明确的证据证实肿瘤发生与抽烟喝酒有绝对相关，但有明确的证据证明抽烟喝酒不利于疾病康复。香烟中的尼古丁作用

008

于神经系统会产生依赖性和成瘾性，作用于呼吸系统会对呼吸道黏膜产生刺激，导致炎症反应。酒精同样对人体有很多危害，长期大量饮酒会引起肝脏、胃和胰腺疾病，不利于疾病康复。所以为了尽早康复，应及时戒除烟酒，保持良好的生活习惯。

（3）不要后悔已经发生的，现在疾病已经发生了，不要再苦恼自己之前的行为，整日沉浸在追悔已经发生的事情中不仅对治疗毫无帮助，甚至还会因为郁郁寡欢的情绪影响治疗效果。当下要做的是积极参与疾病治疗的过程，配合医务人员的治疗和护理，使身体尽快康复。在未来的时间中，追求健康生活方式，保持良好的作息习惯和心态，提高生活质量，都是促进康复的重要手段。

◎ 二、未来的规划

8. 都说我这个病是早期，手术之后就没事了，可是我一直担心会复发，生活在巨大的压力之下，该怎么缓解紧张焦虑的情绪？

担心疾病复发，所以焦虑不安，这种现象非常常见，我们需从两个方面着手，一是预防复发，二是缓解焦虑情绪，具体如下。

（1）规范治疗，定期复查。按照医生的建议进行规范治疗是防止肿瘤复发的重要环节。
定期复查可以及早发现病情变化，
如果复查结果都正常，自己就可
以打消肿瘤复发的顾虑了。

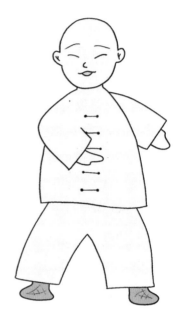

（2）善于宣泄不良情绪。对
于很多患者及家庭而言，癌症就
是飞来横祸，突然发现患肿瘤，
从一个正常人的状态突然转变成
一名患者的状态，一时无法适应
这一角色转变，所以会有焦虑紧
张情绪。要学会倾诉自己的担忧，
将不良情绪发泄出来，同时也可
寻求他人的帮助，帮助自己排解不良的情绪。

（3）不与社会脱轨，保持与亲朋好友的联系。不能因为
疾病而产生避世心理，要保持与亲朋好友的联系与沟通，在自
己身体允许的情况下积极参加社交活动，接受亲朋好友善意的
安慰和帮助。

（4）适当运动，亲近自然。患病会让人产生依赖他人的
行为，使自身行为产生退化，这是一种消极情绪，会降低自身
免疫力。所以要适当参与家务和轻松的工作，不能太过依赖他
人，适当进行一些力所能及的运动，增强免疫力，亲近自然，
呼吸新鲜的空气，使心情舒畅。

（5）保持良好的生活习惯，积极参与到生活中去，可以

有效缓解焦虑紧张的情绪。保证充足睡眠，进食清淡易消化富含营养的食物。学习肿瘤相关知识，掌握一定的医学护理知识和技巧，掌握复查时机，对自己的身体以及疾病进行自我管理。

9. 我得了这个病能治好吗？能断根吗？我还能活几年？

（1）肿瘤就是慢性病，发生"肿瘤"是一个坏消息。面对肿瘤的发生，请允许自己的悲伤或是愤怒，给自己时间接纳情绪，接受病症。但请谨记：患了肿瘤并不等于死亡。肿瘤并没有想象得那么可怕，现在治疗手段不断更新，部分肿瘤是可以完全治愈的。随着医疗技术的不断发展，通过规范的治疗，积极地面对，很多肿瘤可以得到有效缓解，患者可以达到与瘤共存，它只是个"不一样的慢性病"而已。保持良好的心态，定期复查，按时吃药，生活质量可与常人无异。

（2）肿瘤细胞是一个狡猾的家伙，隐藏在每个人身上。我们每个人的身体都是孕育肿瘤的土壤，当你不开心时，那份坏情绪就会破坏机体免疫力，给肿瘤细胞适宜生长的环境；当我们喜悦平和时，人体免疫力提升足以抑制肿瘤细胞的生长。所以我们面对肿瘤的机会是平等的。多和自己的身体对话，用心去感受那份不舒适，把那个坏感觉"扔出去"，让自己身体的免疫细胞保持活力，站好岗，把好关，不让肿瘤细胞溜走。

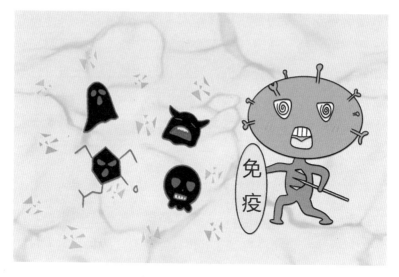

（3）过好每一天才是真道理，不给人生设限。我们每个人出生就面临着死亡。把患病这件事当作是老天对自己的提醒，"你该休息一下了""你该好好爱自己了"，这就是一个重生的机会，好好活在当下的每一天，生命质量的提高比仅仅是活着重要得多。

10. 在得知癌症晚期的那一刻，对未来的幻想和憧憬都破灭了，该如何弥补自己的遗憾？

（1）列出自己的心愿清单，勇敢面对疾病的发生，接纳自己生病的现状。同时整理会影响自己的负面情绪，可以通过心理辅导将负面情绪合理地进行发泄，也可以在心理治疗师的帮助下，梳理自己想要完成的愿望，并将愿望排序，按照重要性逐一完成。

（2）告诉家人或朋友自己的愿望，邀请他们助力完成。以开家庭会议的形式将自己的想法和安排做一个分享告知，让家人知道自己的愿望，将自己在愿望实现中可能出现的困难说出来，大家群策群力一起面对完成。

（3）让自己的生活充实起来，积极配合治疗。给自己完成愿望腾出更多的时间，为了不留遗憾，自己就要更像一个勇士面对艰难的时刻。治疗和生存的时间并不是绝对的，一方面是医疗技术的不断发展，新的抗癌药物的研发，让晚期癌症转变为慢性疾病成为可能；另一方面是保持乐观平和的心理状态，与自己和解，与家人和解，这份爱的感动就会成为面对艰难的铠甲，自己将不惧未来，不悔现在。

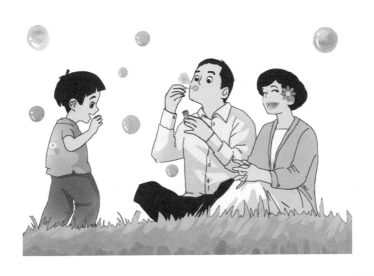

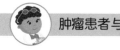

11. 晚期患者面对无止境的化疗和手术产生的恐惧心理，该怎么克服？

癌症是一个全球人类共同面对的难题。由于多数癌症早期症状隐匿，导致多数患者首次确诊时，癌症分期已是晚期。因为做不到完全杀灭肿瘤细胞，或者已经错过了最佳的治疗时机，就只能退而求其次，想办法延长生存期。带瘤生存就是一个方法，肿瘤依旧存在于体内，但会采取措施防止其生长或转移。有的患者能与癌共存很多年，此时癌症就好比是慢性病一样，能与瘤共存，延长寿命，也就没有那么可怕了。想要达到这个目的，也并非很容易，首先患者一定要摆正心态，带瘤生存不等于放弃治疗，如果心态消极，不利于抗癌。其次要积极配合治疗，在日常生活中，也要养成好的饮食作息等生活习惯，增强抵抗力。

癌症晚期患者如何做到"与癌共存"？

（1）科学治疗。癌症晚期并不等于"死刑"，仍有方法可治。如今医疗技术高速发展，癌症治疗方法不再像以前一样，只能手术、放化疗，目前生物靶向治疗、免疫治疗、微创治疗等均可用于癌症晚期的治疗，能在一定程度上有效延长患者的寿命以及提高生活质量。所以即使是癌症晚期患者，也不要自我放弃，积极配合治疗是可以延长生命的。

（2）合理饮食。癌症越接近晚期，加上各种治疗附带的副作用，患者容易出现恶心呕吐、食欲不振、营养不良等不适表现，饮食上更应规范安排。尽量以清淡、易消化的食物为主，同时应保证各类营养的均衡摄入。此外，还应严禁滥用补品。补品虽然营养价值高，但其实很多病患都是"虚不受补"，大量进补反而会给脾胃造成不必要的负担，加重消化道不适。

（3）调整心态。癌症晚期患者，更应注意心态的合理调节。癌症晚期往往会伴随着癌痛，这种不适的疼痛感很容易影响情绪、生活质量，患者如果被负面情绪所笼罩，可能会影响到抗癌效果，不利于治疗。所以家属们应多鼓励、安慰患者，给予精神心理上的慰藉，以减轻患者的负面情绪。

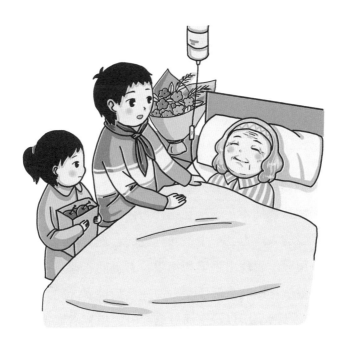

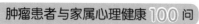
（4）临床试验。对于癌症末期、现有医疗技术无法控制、现有药物疗效不佳的患者而言，参与到正规、严谨的临床试验来接受药物治疗，可能为患者带来解救与希望，患者将有机会接受这一领域最新的治疗方法。这种治疗方法可能有极好的疗效，能够改善甚至治愈患者的疾病，这时参与临床试验的患者将成为第一批受益者。这样不仅可以让患者花更少的钱甚至免费接受治疗，同时也能够让临床试验机构及时、快速地招募到合适的患者入组，加快试验进程，可谓"两全其美"。

得了癌症千万不要放弃自己，不要对自己的处境进行"灾难化"想象，要对治疗、对生活充满信心，多做些让自己愉悦的事情，放下"肿瘤"的刻意提醒，带着慢性病把生活过得更多彩些，这份愉悦的心情激活了被催眠的免疫力，人生的宽度将获得无限延展。

12. 我已经得了癌症，现在治疗是不是已经没有什么作用了？

癌症是当今社会威胁人们身心健康的严重疾病之一。由于人们对癌症认识的不足，一旦确诊为癌症，任何人，即使是一位意志坚强的人，也会产生不同程度的心理反应，甚至出现剧烈的应激反应，表现出恐惧和绝望。不良的心理反应不利于患者的身心健康，影响生活质量，加速疾病进展，同时也影响患者的治疗及预后。所以，在面对癌症时，患者需要正视现实，调整自己的心态，正确认识生命的价值及剩下的人生对社会的意义。

那么，患者该如何调整自己的心态呢？

（1）正确认知肿瘤。有些患者或家属对于恶性肿瘤过分恐惧，认为恶性肿瘤即不治之症，患恶性肿瘤无异被判死刑。其实不然。①人体许多部位都可发生恶性肿瘤，不同部位的恶性肿瘤，疗效和预后是不一样的。如乳腺癌、甲状腺癌治疗后的五年生存率很高，甚至可以长期带瘤生存。②同一部位的恶性肿瘤分期不同，疗效和预后也不同。如早期胃癌、早期小肝

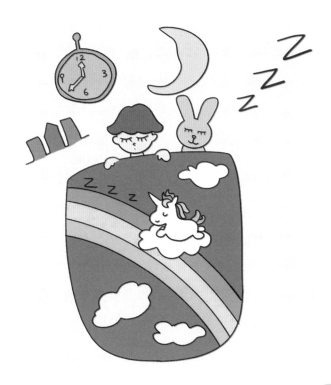

癌的临床治愈率明显高于晚期肿瘤，可以长期存活。③同一肿瘤不同的病理类型，预后也不一样。如甲状腺癌中的乳头状癌较未分化癌的预后好，生存率高。因此，癌症不等于绝症，患恶性肿瘤后要正确地面对，采取科学正规的治疗。

（2）积极配合医生治疗，不轻信广告，治疗量体裁衣，目前临床治疗癌症的方法有手术治疗、化学治疗、放射治疗、生物治疗、中医中药治疗等。近20多年来，医疗技术发展迅速，应用广泛，已不再局限于手术和放化疗。目前癌症的治疗提倡个体化，根据肿瘤的发生部位、病理类型、分期及患者的身体状况，医生会量体裁衣，制订不同的方案。有不少患者听说哪里有治疗的偏方，不惜花很多钱通过朋友购买，不仅对疾病一点改善都没有，而且还会延误治疗。特别提醒您，患了癌症，一定老老实实在正规医院配合医生治疗，千万不要轻信一些广告。

（3）朋辈支持。癌症患者数量每年递增，在医院，可以见到很多患相同疾病的病友，所谓"同病相怜"，同种疾病，很多的心理感受是相通的，想法和担忧也有类似，即使不在一个地方，也可以通过联络工具交流，在不同的病友圈子相互学习并相互支持，通过集体的配合，学习放松的方法，提高应对能力。鼓励交往，提高交际能力，减少与社会的隔离，减轻恐惧感和绝望感，加强战胜疾病的信心。同时家庭要给予相应的支持，可以更好地帮助患者渡过难关。

（4）合理调节，形成良好的生活习惯。食宿科学安排，治疗时患者每天要保证足够的睡眠时间，一般成人一天睡眠时间不少于 8 小时。饮食方面，也是家属颇为头痛的问题，一是担心食物会对病情有所影响，二是因化疗副作用，患者反应重，吃不下东西。实际上，西医不讲究忌口，本着高蛋白、高热量、易消化、低脂肪的原则，注意菜肴的色香味调配，力求多样化，多食水果和蔬菜，少吃油煎类及刺激性食物就可以了。研究表明，心理因素和社会因素与肿瘤的发生发展有一定关系，不良生活事件、负面情绪、不良行为及某些个性特征都是肿瘤发生发展的"催化剂"，而患病后的应对方式直接影响疾病的治疗效果。现在已经进入了癌症可以治疗的时代，患者和家属们可以通过网络、科普读物等增强认识，坚定治疗的信心。世界卫生组织（WHO）提出了著名的三个 1/3：1/3 的癌症可以预防；1/3 的癌症如能及早诊断，则可能被治愈；1/3 的癌症通过治疗可以提高生活质量，延长生存时间。我们的生活里不乏与癌症和解之后获得重生的患者，他们都有一个治癌心得，那就是："治癌手段并不是决定性的，必胜的信念是最好的抗癌良药。"

13. 每次问医生都说配合治疗前景会乐观的，但我想问得了肿瘤到底能活多久？

问这个问题，就好像是问刚出生的小孩的寿命是多少，不能因为患者得了肿瘤，医生就忽然具备了看穿生死的能力。首先，肿瘤的分期往往预示治疗的效果，很多早期的肿瘤经过治疗可以达到治愈，而晚期肿瘤则相对存活时间有限，分期越早，治疗效果越好。其次，肿瘤有很多种，治疗效果也千差万别，有些晚期肿瘤也有被治愈的可能，比如说白血病、精原细胞瘤、某些亚型的淋巴瘤；有些早期肿瘤也可能治疗效果不佳。再次，由于经济、社会、心理等各方面的原因，治疗的选择也存在很大差异，比如说肺癌患者靶向治疗和化疗的治疗疗效存在很大差别。最后，同样的肿瘤分期和治疗，也存在很大的个体差异，并不能一概而论，现实中也经常出现分期晚的反而比分期早的活的时间长的情况。患者也可能因其他原因死亡，甚至出现其他的肿瘤。因此，关于生存时间，医生有可能会给一个大概的时间或者概率，但是并不能给出具体的时间。

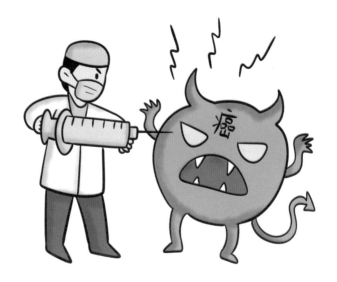

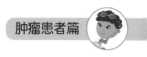

14. 我现在检查拍片肿瘤变小了，是不是慢慢会好，会治愈吗，会不会又突然复发？

　　癌症根据分期可分为早期和晚期，根据治疗目的又可以分为根治性治疗、术后辅助治疗、术前新辅助治疗、晚期姑息性治疗。根治性治疗或新辅助治疗后再进行手术治疗可能达到治愈的效果；需要警惕的是，根治性治疗和新辅助治疗并不是百分之百治愈，并且存在复发的可能，所以即使是治愈了也应该定期复查。晚期姑息性治疗是不以治愈为目的的治疗，肿瘤缩小可能提示治疗有效，在可以耐受的情况下可以继续原治疗，可能取得很好的治疗效果，甚至出现肿瘤完全消失或者能够通过手术或放疗等手段达到完全治愈的效果。但是，很多治疗，包括靶向治疗、化疗都会面临早期有效，后期出现耐药后肿瘤进展的情况，因此，肿瘤缩小不代表一定会慢慢变好。

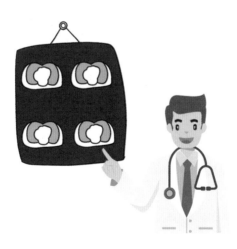

15. 我患有无法治愈的肿瘤，我应该如何面对余下的生命？临终前我是选择在医院维持生命质量？还是回家等待死亡、完成未了的心愿？

首先要明确一点，肿瘤无法治愈并不代表无法治疗。我们经常有一个误区，肿瘤治疗会很痛苦，而不治疗仅仅是生存时间缩短，并不会有任何的痛苦。事实上，晚期肿瘤患者可能经历疼痛、厌食、呼吸困难、濒死感等种种痛苦，而晚期肿瘤的治疗主要目的是延长生命，提高生活质量，与我们平时的认识相反的是，肿瘤的治疗可以减轻痛苦。有很多晚期肿瘤，虽然无法治愈，但是经过积极的治疗可以有很长的生存时间，比如说乳腺癌，甚至有一些患者经过治疗后可以达到完全消除肿瘤的状态。对于这种情况，在经济和身体条件允许的情况下，还是建议积极地治疗。

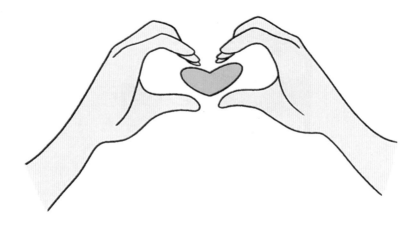

面对余下的生命，调整好心态，认识到生命是有限的，用有限的生命去尽量完成有意义的事情，可能能更多地发现生命的美好。临终关怀是我国目前宣传得比较少、患者和家属都相对不了解的领域。临终关怀的目的是减少患者的痛苦，增加患者的舒适感，提高生活质量，维护临终患者的尊严，让临终患者在有限的时光中，安详地、无遗憾地到达生命的终点。关于临终时的选择，主要还是要看患者及家属的意愿，无论选择和亲人在一起，完成未了的心愿或者是在医院中尽量减少痛苦，我们都支持患者和家属的意见。

16. 早中期手术已经将肿瘤完全切除了，是不是就是治愈了，为什么还需要做放化疗？

早中期肿瘤手术后完全切除即可认为是临床治愈。目前最敏感的正电子发射计算机断层显像（PET-CT）依然只能检测到0.5cm 以上的病灶，而对于更小的病灶以及在血液中的肿瘤细胞，则缺乏有效的筛查手段。即使是最早期的肿瘤，依然存在手术前已经进入血液循环中的可能，这种情况下，即使已经手术完全切除，也可能出现复发或转移。放疗的目的是尽量减少局部复发的概率，化疗的目的是减轻转移和局部复发的概率。越是早期的患者，出现复发转移的概率越低，因此，有些早期患者经手术完全切除肿瘤后不需要再做放化疗；有些相对早期的患者则需要行放化疗减少复发转移的概率。具体的哪些肿瘤、哪些分期、需要什么样的手术后辅助治疗需要听取专业医生的建议。

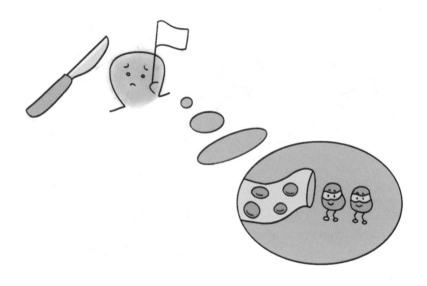

◎ 三、婚姻家庭关系

17. 年轻未婚癌症患者的恋爱及婚姻如何处理?

癌症也有很多种,每种肿瘤的治疗效果也相差很大,肿瘤的治疗效果也与肿瘤的分期密切相关,有些肿瘤,如甲状腺癌,早期的患者手术切除后可以达到治愈的效果,可以几十年不复发，对生活质量和生存时间都不会产生很大的影响。然而，也有很多肿瘤，早期或中期的患者经手术切除治愈后，仍然有复发的风险。甚至，有些患者发现肿瘤时已处于疾病晚期，预期生存期往往有限。这些情况对于以后的生活质量、生存时间都会产生很大的影响，肿瘤的治疗花费比较多，很多家庭也面临经济压力。因此，对于恋爱和婚姻，这些问题都需要慎重考虑。年轻未婚癌症患者，相对于已婚患者，可能更需要来自于同龄人的关爱，期待恋爱和结婚也无可厚非。至关重要的是，对于恋人或者即将成为爱人的人，绝对不能隐瞒病情。面对疾病，选择一起面对还是各奔东西，都无可厚非。

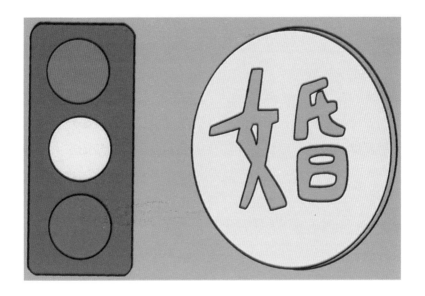

18. 女朋友得知男朋友患癌后依旧还是陪在男朋友身边，但男朋友总是觉得这样耽误了女朋友，不知道如何抉择？

肿瘤的种类和分期不一样，治疗的结局差别很大，因此在考虑是否继续陪伴时，也要充分考虑各方面的问题。两个人也要经过充分的沟通，相互理解，敞开心扉，才能做出正确的决定。

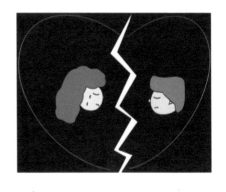

19. 已婚已育患者因为癌症治疗而发生的有关婚姻、家庭问题该如何处理？

在确诊癌症后，癌症患者尤其是已婚已育患者必然会经历一个震惊—否认—愤恨—抑郁—接受的过程，知情的家人们也会陷入一段时间的焦虑中，这就需要患者和家人共同接受现实并缓解这样的情绪。在我国，癌症患者目前的主要照料任务是家人来负担，必然给家人或者经常照顾者，带来身体、心理及经济的负面影响，同时给家庭造成巨大经济负担，使整个家庭成员长期处于焦虑状态，缺乏人际关系交往，短暂性与社会脱节，并且使长期照顾者产生不良心理感受。同时照顾繁忙、沟

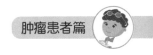

通问题、家庭经济问题都可能增加家庭照顾者的压力。在这种情况下，需要整个家庭团结起来，共同抗癌。保持良好的心态，积极配合治疗并主动学习相关知识，每一位家庭成员不仅要照顾好患者，同时也需要照顾好自己。

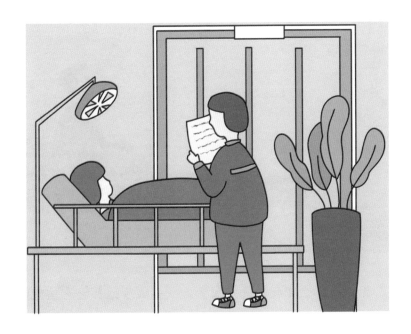

20. 年轻患者患癌后失去了工作、经济收入以及爱情，还失去了原有的朋友圈，该如何找回快乐？

首先，要树立一个观念，癌症并不是完全不可治愈的，并不是检查出癌症就宣告了末日，要相信自己可以战胜病痛、战胜癌症，与癌共存。不要放弃对未来的期望，积极地配合治疗。

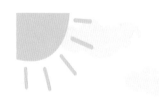

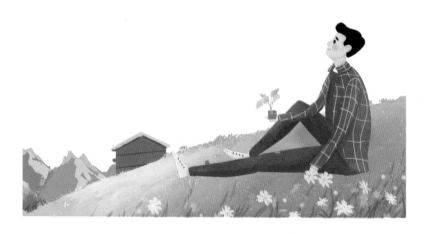

无论是什么年纪的癌症患者，或多或少地都会有焦虑的情绪，癌症也会极大地影响原来正常的生活。在这种情况下，一定要说服自己面对这一现实，并努力去缓解自己的焦虑情绪。可以采用深呼吸、冥想、听舒缓的音乐等方法暂时地来缓解焦虑。也可以将焦虑情绪转移，去寻找新的爱好，或者去读一些书和运动。同时，现在的互联网是一个很好的媒介，可以通过互联网去和更多的病友交流、结交新的朋友、寻找新的爱好。

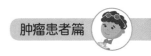

21. 跟老伴生活了大半辈子了，其他没什么担心，怕自己走了
    后，老伴没了人陪该怎么办？

相濡以沫的夫妻生活形成了互相依赖依靠，但是需要明白所有的陪伴都是不可能长久的，总会迎来那一天，也要相信老伴的接受能力和心态。当然，也不要过于悲观，仍要积极乐观地生活、治疗。现在有很多老年人成功治愈癌症的例子，要相信自己和老伴，两个人要相互扶持，积极主动地配合治疗。

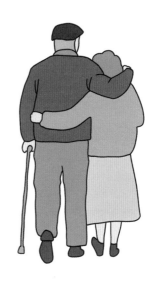

22. 生病后，配偶提出了离婚，该如何处理这样的问题？

首先不要因此而长时间地陷入焦虑、失望或是悲伤甚至愤怒的情绪中，换个角度来看这个问题，配偶的选择也是有原因的，当然配偶这样的做法也是不正确、不妥当的。这样的情况发生后，仔细地考虑下这段婚姻是否还有延续的必要，然后做出自己认为正确的判断，可以选择和对方协商继续延续这段婚姻，也可以选择协商结束这段婚姻。但是，如果在这个过程中有不合理的情况，是可以向法院提起诉讼的，得到应有的精神及经济的补偿，不要因为自己得病而产生愧疚的情绪，从而迁就于对方，损害自己的合法权益。如果这件事情会对你的心理健康造成不可忽视的影响，一定要进行心理疏导或向主治医师和专业的心理咨询师寻求帮助。

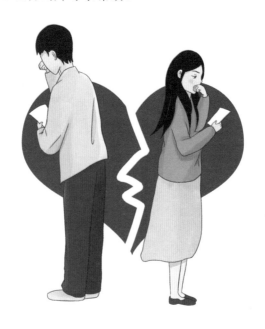

23 孩子还很小，担心不能陪伴他长大，如何才能尽可能减少对他成长的伤害？

对于很多患癌父母，首选的方式都是撒一个"善意的谎言"去暂时地瞒过孩子，这样的方式在某种程度上也确实是有效的。但是父母要清楚一点，孩子都是聪明的，他们能从日常生活的蛛丝马迹中察觉到自己的父母可能出事了。所以，伤害是不可避免的，可以根据孩子的接受能力来选择告知实情的时间和方式，这样也能有效地减少伤害。父母患癌对于儿童而言同样属于生活应激性事件，可能会增加孩子成长过程中的心理健康风险。作为父母，要以身作则，为孩子做一个乐观坚强的榜样，借此给孩子树立正确的三观。家庭成员们也应给予孩子适当的心理支持和关爱。当然，患者也要尽量多地去陪伴孩子，减少遗憾。

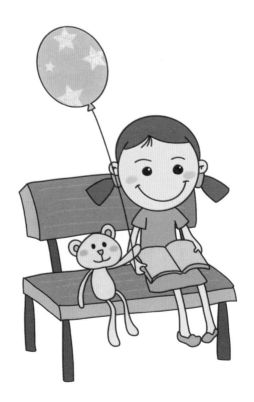

24. 年轻癌症患者，特别是独生子女，为无法妥善安排好父母的赡养问题感到焦虑，该做些什么？

首先，对于患癌这件事不要过于悲观，仍然要坚信自己可以战胜癌症，不能放弃希望。对于父母，如果接受能力比较差的话，可以选择去撒一个"善意的谎言"，不要让父母过于担忧。关于父母的赡养问题，根据《中华人民共和国老年人权益保障法》，国家会对这一类老年人给予基本生活、医疗、居住或者其他救助保障，父母的赡养会由国家来承担，可以满足父母的基本需求，不用过于担心父母的养老问题。但是，父母最希望的肯定还是子女的安康。积极配合治疗，保持乐观、良好的心态，有机会的时候多陪陪父母，为父母放宽心才是当下最应该做的事情。

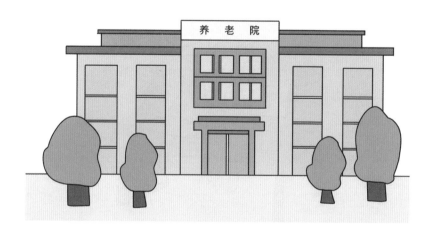

　　患者所遇到的问题肯定远远不止这些，这里也只是给出一些解决和面对问题的建议，具体的解决方法还是要根据实际情况来定。但是无论发生什么，要始终牢记一点，要积极乐观地面对发生的所有问题，保持良好的心态，积极配合、完成治疗，这才是解决这些问题的根本方法。终有一天，风雨会过去，生活会重现彩虹。

◎ 四、社会关系

25. 患癌后如何正确看待自己的病情和对待周围的人和事？

　　患者在患癌期间可能会经历各种复杂的情绪，按照诊断治疗的时间顺序，大致可以分为四个阶段。

　　（1）确诊前：惴惴不安。也有患者会表现出祈祷误诊、反复求医。

　　（2）确诊后：否认，认为是医生搞错了，家属在骗自己；愤怒，生气为什么生病的是自己；怀疑，反复向医生求证诊断的准确性，希望医生告诉自己一个不那么严重的诊断；抑郁，接受疾病的事实，感觉"被判了死刑"，变得抑郁；接纳，和自己以及周围的人和解，更加珍惜健康，开始回归正常的生活和社交。

　　（3）治疗时：由于社会角色的改变，放化疗的副反应等，

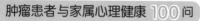

出现焦虑、猜疑、烦躁、悲观，甚至绝望等情绪。

（4）康复期：治疗已经结束，但日常担心肿瘤复发、转移，忧心忡忡、失眠等，尤其是复查时最为明显。

处于不同节点的患者，有不同的心理感受。如果长期处于不良情绪之中，可能影响患者的饮食、睡眠及免疫力。因此，提前系统地了解癌症患者的心理变化的过程，对正确认识病情、配合治疗、与人相处都有帮助。肿瘤患者要正确看待自己的病情。

（1）要树立信心，要知道现在对于肿瘤的治疗已经进步了，患癌不再是"判死刑"，很多癌症患者也都回归了正常的生活。

（2）要与自己和解，有些患者会将患病前的种种经历与患病联系起来，从而产生负罪感，生自己的气，然而这种负罪感是没有必要的，因为患者也是疾病的受害者，同时也要知道自己的负面情绪是正常的，也是绝大多数肿瘤患者都会经历的，家人也会理解的。

（3）要主动参与，熟悉基于自己的病情逐步采取的治疗措施，主动参与其中，与医生护士形成"共同参与型"的合作模式。

（4）要培养健康的生活爱好，珍惜现有的生活，珍惜与重要的人的相处时光，做自己喜欢做的事，见想见的人，不把时间浪费在消极的事情上。

（5）要学会接受，确诊后要养成健康的生活习惯，戒烟、戒酒、不熬夜，积极配合治疗检查，病情依旧进展的时候，这

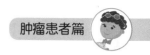

时一定非常难受。尝试去想想自己已经努力了，非常珍惜患病后的每一天，没有为自己留下遗憾，可以有一定的帮助。

至于与周围人的相处，有的患者一开始就可以与周围的人相处得非常融洽，但也有相当多的患者由于疾病导致的不适，情绪不好，对家人发脾气。有的患者很长一段时间一直情绪沮丧，家属也逐渐失去信心，变得沮丧，负面情绪在家庭成员间相互传染，造成压抑的家庭氛围。而对于朋友，有的患者早期采取回避的态度，怕与人说起自己的病情。患者要清楚自己的情绪是正常的，但不能让自己一直处于负面情绪之中。家人和朋友都是担心自己，多沟通，少逃避，和身边的人多说说自己的身体不适和心理感受，在对身边的人发脾气以后，可以在平静时早点说出道歉和感谢，这样有利于身边的人得到安慰，也有利于患者自己的心理健康。

26. 家人应该如何与肿瘤患者相处？

在肿瘤治疗的过程中，家属往往扮演着非常重要的角色。家属一方面给予患者持续的支持，另一方面也是医生、护士非常重要的助手，然而，当好肿瘤患者的家属并非易事，需要倾情付出，做出努力。具体可以按以下几个方面做。

（1）迅速调整心态。很多人在知道亲友患癌后，一时难以接受，但家属想想，患者已经很难过了，每天还看到郁郁寡欢的家属，他们会开心吗？所以家属一定要先振作起来，用积极乐观的心态感染患者。

（2）学习肿瘤知识。肿瘤也是一种慢性疾病，患者需长期带病生存，虽然反复入院治疗，但在家里的时间依旧是大多数，离开医生、护士的照看的时候，家属能否担任起监督患者平时的吃药、检查的任务？家属能否给患者做营养全面的饭菜？家属能否识别官方科学的途径，不病急乱投医，保证患者接受科学的治疗。身上长期带有导管或造口等的出院患者，家属能否协助换药、发现并发症？当患者有相应的需要时，家属要主动学习，并且学好，才能帮到患者。

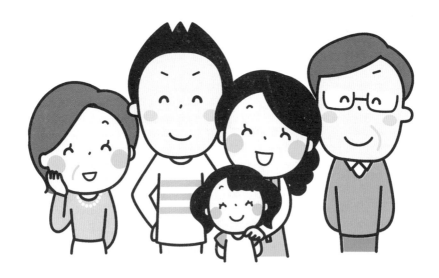

（3）保护好自己。家属照顾患者的同时，也是一个社会人，往往还需要忙于工作，照顾老人、小孩。一个家庭出现一名肿

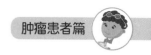

瘤患者，照顾者不仅仅承受心理上的悲伤，身体上也是极度疲惫的，有的家庭，照顾者本身也是患者。因此，照顾肿瘤患者一定要量力而行，积极争取身边人的支持，注意自己的休息和饮食，不能反而成为肿瘤患者的负担。

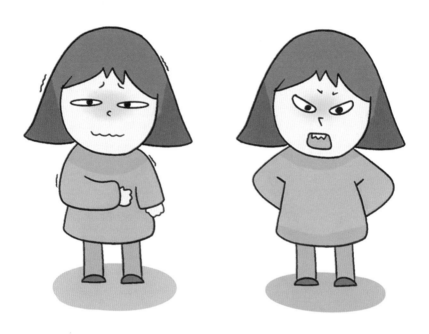

27. 因为患癌，和很多朋友都没了联系，我该怎么改善这种孤独感?

　　患者在确诊以前还在工作学习的，因为患病的原因离开了原来的环境，离开了熟悉的同学、老师、同事，转而频繁往返于医院，难免会感到孤单。

同伴对于青少年极为重要。即使现在手机通信非常方便，学生患者，考虑到同学朋友可能有学业任务，甚至是忙于升学，也不能随意地联系朋友。而长期休学的患者在意识到自己已经不可能跟朋友们继续同年级时，可能也更加失落。因此，家长在其中一定要起到引导的作用，为孩子重新设定目标。另外也可以与老师联系，在不耽误其他同学的学业的情况下，予以生病的同学足够的关注和关心。

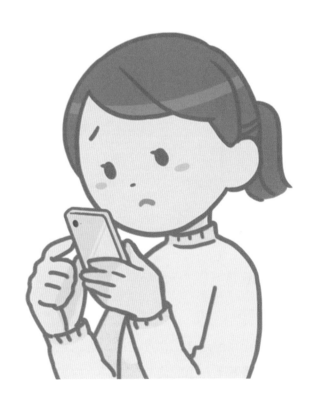

而对于工作了的患者，可以重新主动联系起朋友，坦诚地告知朋友病情，朋友一定会主动关心你。要知道，他们想做的其实很多，只要你愿意接受，他们可以做更多。

最后，无论是哪个年龄段的患者，都可以尝试培养新的兴趣爱好，在新环境中结识新的朋友，从而克服孤独感。

28. 因患癌化疗出现了掉头发等情况，感觉亲戚朋友和路人都用异样的眼光看自己，不敢出门，该如何调整这种状态？

首先我们不能否认，很多时候路人确实会盯着生病的人看，但这并不是恶意，更多的是好奇，出于善意。就像盲人乘坐公交车时总会有人上去询问"您坐几路呀？我帮您看着"，拄着拐杖过马路的人，会有热心路人搀扶，防止他因为慌乱而摔跤。他们被帮助的前提是因为被别人关注，而这种关注是善意的关注。

路人看出了掉了头发的肿瘤患者，但不能像对待盲人、拄拐行走的人那样提供有效的帮助，所以路人只是匆匆看了一眼，看到没有帮得上的忙，所以就离开了。亲朋好友更是如此，时时都想着提供帮助，又怕患者不愿意接受。理解这一点，就可以接受大家的眼光。

另一方面，谁说化疗的患者就一定要头发稀疏、面容枯槁呢？化疗的脱发都是暂时的，化疗停止之后的 1～3 个月，重新长出来的头发甚至会更黑更浓。人都是爱美的,为何不在这时尝试下新的美法。女性患者可以尝试下戴头巾或者假发,男性患者可以尝试帽子,做到比以前没生病的时候更美。亲戚朋友看见这样的你,也会更加放心,面对你时,笑容也会更加舒坦。

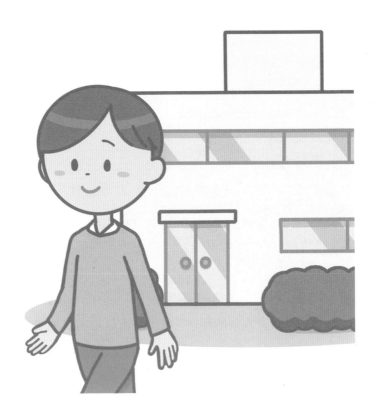

29. 因为肿瘤治疗，我离开了工作岗位，现在治疗结束，我该怎么回归到原来的生活？

癌症患者经过治疗能够继续工作是一件幸运的事，要不要继续工作取决于个人的经济、社交、个人成就等需要。对于只是休病假重新返回原岗位的患者，相对容易。而对于需要重新找工作的患者，一定要注意量力而行，不可过度劳累。国外的科学家设计了这样一个研究，选取 384 例各种癌症患者，把患者工作前 3 个月的工作状态设定为基本状态。研究人员使用了问卷调查形式，评估患者的工作能力和身心健康状况。

这项研究长达 18 个月，结果显示：癌症患者的工作能力提高以后，疲劳和抑郁症状在重返工作的前 12 个月减轻，12 ~ 18 个月达到稳定状态。随着患者工作时间的增加，癌症患者的监护人员（比如医生或者患者公司的同事等）对患者的各种帮助在前 6 个月内越来越少，在重返工作后 6 ~ 18 个月达到稳定。患者的工作能力越好，疲劳和抑郁状态就越少。而且随着患者工作时间的推移，癌症患者需要监护人员的各种帮助也越来越少。

对于患者来说，癌症是人生道路上的一个绊脚石，但人生总归要继续前进，不要怕继续工作，在身体能够承受的范围内继续工作，不仅有助于患者转移对疾病的注意力，而且能提升自身价值感，重拾对生活的信心。所以一步步来，终将逐渐恢复正常的生活。

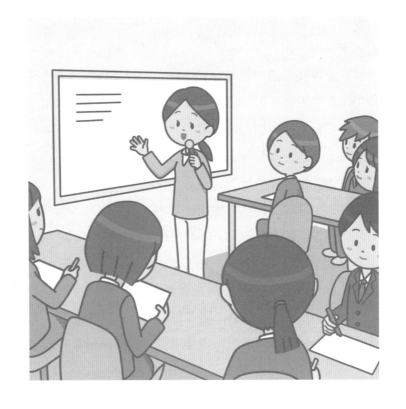

30. 我得了癌症，还能正常工作生活吗?

　　回归正常生活并不是说可以像以前那样烟酒无度，打牌熬夜，而是可以像正常人一样工作、交友、学习、锻炼，以及进行买菜、做饭或者一些轻体力劳动。劳动方面要量力而行，尽量不要劳累。平时不熬夜，规律作息，保持良好的饮食习惯，远离各种致癌危险因素。有些患者非常喜欢打牌，治疗结束后

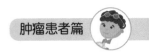

重回牌桌，一坐一天，这也是非常不好的习惯。久坐不动不利于体力恢复，而且容易诱发下肢血栓等疾病。

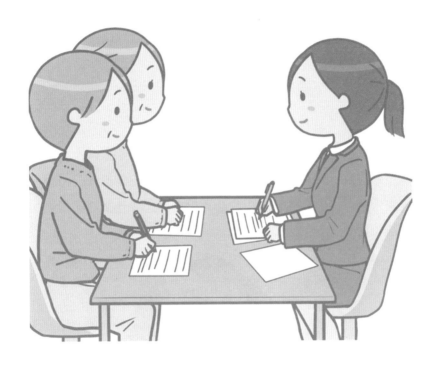

此外作为患者的朋友和家属，也需要理性地对待疾病，癌症本身是没有传染性的，不要始终在患者面前表现得像怕被传染上一样，给患者增加自卑感和精神压力。平时家属和朋友不要在患者面前过多地提及过去的疾病。家人可以给予一些照顾，但不要过度。

至于一些晚期患者治疗结束后也是可以暂时回归原来的生活的，但需要家人多一些照顾，而且需要更加频繁地去医院做一些检查，评估病情。如果天天自怨自艾，愁容满面地躺床上，只会使病情变得更严重。所以在体力允许情况下可以适当做一些家务活，体现自身的价值。

31. 患癌后，该怎么正确对待自己的工作、学习和生活？

首先，调整心态。现实很残酷，但是对于已经发生了的事也无法改变，与其每天闷闷不乐，抱怨命运的不公，不如积极调整好心态，拥有一个良好的心态更有利于疾病的恢复，每天快快乐乐，在之后的日子里你会更明白你想要什么，活得更加潇洒和透彻。

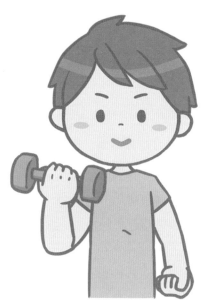

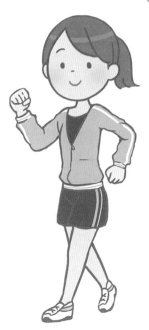

其次，配合医生积极治疗，虽然有些癌症很难治愈，但是现在的医疗科技水平发达，治疗癌症的药物也越来越多，要抱着能够战胜疾病的信念。

最后，爱你想爱的人，做你想做的事情，珍惜身边的每一位家人和朋友，做自己以前想做却因为各种原因无法做的事情，不要因为疾病放弃对生活的热爱和自己的梦想，正是因为有爱、有被爱、有梦想你才会更加快乐，更加拥有战胜疾病的力量。

32. 我得了肿瘤，我纠结要不要告诉或怎么告诉家人或同事？

作为癌症患者，当然非常渴望知情者的理解和关怀，却又担心自己的病情给他人带来困扰甚至痛苦，很难找到一个道德上的最优解。有很多癌症患者将这种负担全部挑在自己肩上，我们赞美这种独当一面的勇

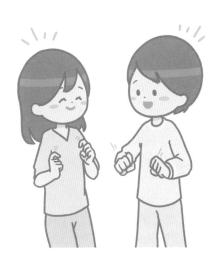

气，却不支持这样高估自己承受能力的做法，建议告知少数关系密切，承受能力强，积极乐观的亲友，最好是对癌症有一定了解，能够做出理性判断的人。在倾诉之后，患者也许会发现，家人和同事们没有想象中脆弱，反而能带来各种苦中作乐的幽默和永不言弃的力量。而对于老人、孩子等容易"感情用事"的群体，"善意的谎言"其实是对双方的保护。

33. 早中期患者结束治疗后回归职场，面对不公平对待时，应该怎么办？

首先要做好心理预期，虽然癌症群体是需要保护的弱势群体，但这种保护也是一种最低保障。考虑到群体利益高于个人利益，如果因为治疗导致工作时长缩短，工作难度降低甚至无法正常上班，那么降薪甚至停薪都是在情理之中的。因此，回归职场后，在健康状况可承受的范围内，可逐步展现自己在团队中的价值，用实际行动来重新获得同事的认可。

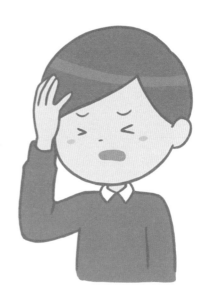

除此之外，不要对于同事的言论过于敏感，有很多癌症患者眼中的"歧视"只是本来善意的人们表达关心的方法不当而造成的误解；如果真的存在恶意中伤，一笑置之即可，用别人的错误惩罚自己只会对自身造成二次伤害。此时，可通过与亲朋好友的"倾诉"来缓解心中的不悦，也可与当事人进

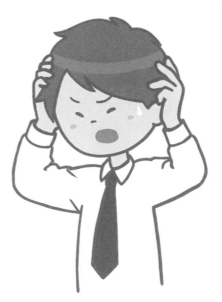

行面对面地"澄清"，以消除不必要的误会。在进行充分的自我调节之后，如果依然有损害个人利益的职场歧视，可以参考劳动法和公司相关规章制度，用法律的武器进行自我保护。

34. 晚期癌症患者长期治疗，在治疗间隙如何拥有一份工作，以求治疗与开支的平衡？

现在是互联网时代，网络技术非常发达，线上办公的工作也很多，微商、代购、直播带货都是可供选择的方式。

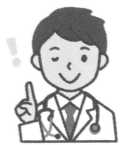

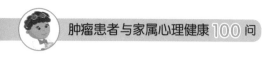

35. 癌症患者患病时还没有生育，以后还能要小孩吗？癌症是否会遗传到小孩？

　　癌症患者在治疗结束后，身体的各项机能尚未完全"苏醒"，特别是接受放化疗治疗的患者，卵巢的功能可能存在不同程度上的损伤，所以一段很长的恢复期是必不可少的。这一阶段之后，如果体检的各项指标都适合，可以在专家指导下进行备孕。或者还可以选择在治疗之前提前做准备，如冻卵冻精等。

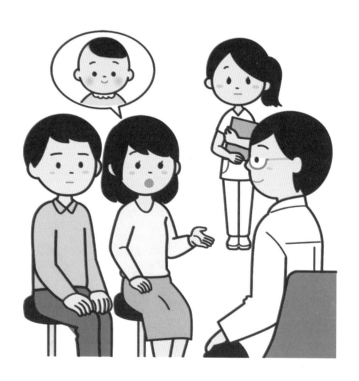

大部分癌症虽然和遗传相关，但并不会直接遗传给下一代，只是患病的概率高于正常人（遗传易感性）。然而，在养成健康的生活习惯，适当进行体育锻炼，保持良好的心理状态，同时进行定期的防癌筛查的前提下，这种风险很大程度上是可控的，没必要过度担心。

36. 因为长期治疗，生活圈子单一，与社会脱轨，担心无法实现自我价值，我该怎么办？

在互联网时代，这其实是一个很好解决的问题，各种社交媒体以及网络平台都是与社会连接的桥梁，只要主动真诚地伸出手，就会有来自全国各地的双手热情地回握，只要有交流学习的欲望，在病床上也能"与时俱进"。同时，

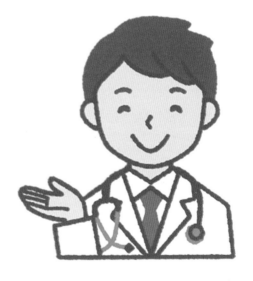

在许多医院，癌症中心都有癌症互助团体，可以通过上网搜索或者打电话咨询等方式加入。在这里，可以了解癌症的相关知识，也可以分享抗癌故事，不仅能交友，更可能因为自己的经

历带给他人继续坚持的勇气，这个为社会做出贡献的过程就是
自我价值实现的过程。

◎ 五、日常生活

37. 知道自己患了癌症，每天都很焦虑、害怕，该怎么缓解心
中的焦虑和恐惧？

患者在得知自己患癌后，其心
理状态一般要经历否认期、恐惧焦
虑期、妥协期、抑郁期、接受期五
个阶段，恐惧、焦虑正是患者会经
历的心理变化过程，患者应该积极
地进行调节。

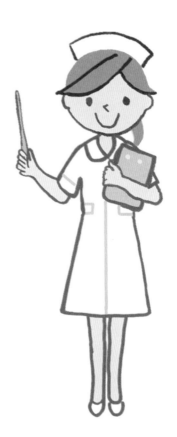

首先，当出现强烈的抑郁、焦
虑、恐惧时，我们应该选择心理医
生的介入。

其次，要科学地认识肿瘤，不
要误认为肿瘤是绝症，事实上，肿
瘤是可防可治的慢性疾病，通过与
医生、病友的交流，对自己的疾病
建立客观的认识，只有对病情的发

展、预后、治疗过程中的副反应有了充分的了解，才能减少患者因未知而产生的恐惧、焦虑心理。积极地自我调节，比如适当地运动、培养自己的兴趣爱好，可以分散焦虑、恐惧感。当不良的情绪难以控制时，可适当使用抗焦虑药或辅助睡眠的药物。

最后，和家人朋友聊天、倾诉、表达，来自周围人的理解和支持也有助于缓解这些不良情绪。

38. 肿瘤患者特别担心平时的饮食和运动，比如总在想需要吃些什么或者做什么样的运动，这种情况正常吗？

肿瘤患者特别担心平时的饮食和运动，这种情况是十分正常的，患者在得知自己患癌后，难免发生巨大的心理变化，而患者过分担心饮食、运动，正是患者焦虑的表现，这也是人的求生欲所导致的，人毕竟是有感情的，所以几乎没有人能够微笑着面对死亡，这些都是患者正常的情绪变化。

患者及家属应该与专业医生进行充分沟通交流，根据患者的病情及平时饮食习惯，选择适合自己的，而不是盲目吃所谓的"补药""抗癌食物"。如肿瘤患者治疗过程中出现肝功能受损时应该低脂清淡饮食；食管癌、胃癌等消化系统肿瘤患者应进食软食，选择易消化、优质蛋白饮食。至于运动方面，应该量力而行，循序渐进，避免剧烈运动，可选择散步、太极拳等。

具体可操作的建议不仅能缓解患者因为"不懂"而导致的焦虑，使得患者"有据可依"，而且可以使患者保持尽可能好的营养状况和体质，增强患者对治疗的耐受性。

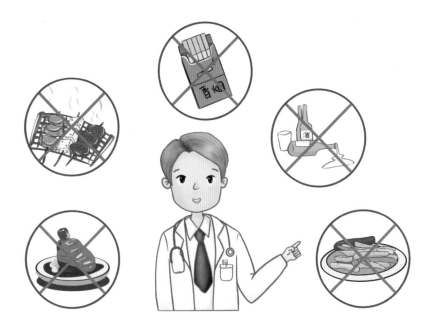

39. 患癌后常常担心，生活上应该注意什么？

患者一般确诊肿瘤后，都会有巨大的心理变化，同时也会对生活中的各个方面产生影响，包括饮食、睡眠、心理等方面。从饮食上来说，要多吃新鲜水果、蔬菜，多吃高蛋白食物，肿

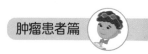

瘤是一种消耗性疾病，要保证充足的营养，才能耐受一系列抗肿瘤治疗；从睡眠来说，要保持充足的睡眠，才能有充沛的精力，可以通过适量的运动来改善睡眠，必要时，也可以通过药物来辅助；从心理上来说，患者患癌后多经历否认、愤怒、妥协、忧郁和接受的过程，可以通过加强与家属、医生的沟通来进行调节，要注意将内心的不愉快和精神压力发泄出来，要有适当的社交，避免独自沉浸在消极的情绪中。

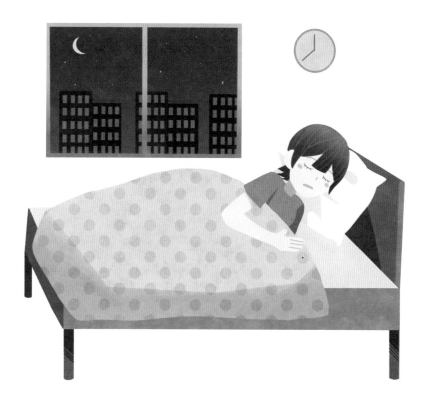

40. 如何平衡患病前与患病后的生活的心理落差感？

首先，要尽快地接受患病的现实，逃避是治不了病的，只有正视自己的疾病，才能接受规范的治疗。

其次，可以通过与医生、病友的沟通，多了解疾病的相关知识，这样才不会因为未知而感到惶恐。同时，应该多丰富自己的生活，培养自己的兴趣爱好，转移注意力，尽量回到正常的工作、生活中，保持正常的社交，不要将个人与社会分隔开。社交隔离和孤独感会恶化心理健康，不利于肿瘤疾病的治疗。

最后，家属要理解患者的情绪波动，积极地引导患者正确面对疾病的情绪，不能觉得患者是无理取闹，要帮助患者尽快接受患病的现实，积极治疗。

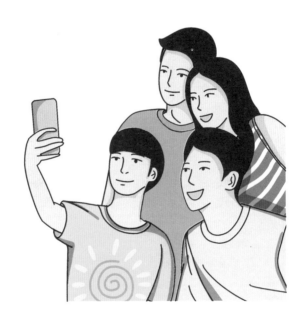

41. 担心恶性肿瘤患者在痊愈后能否恢复正常人的生活，担心还需要终生复查，内心总担心生活方式与常人不一样怎么办？

很多肿瘤患者生病以后容易给自己扣上一顶患者的帽子，戴一辈子，生活上谨小慎微，精神上背负沉重的负担。其实没有必要，虽然说癌症相比较其他疾病更是重大疾病，但被治愈的患者非常多，后期是否复发并不确定。回归正常生活其实是减轻心理负担的一种方式，其间遵从医生的嘱托定期复查即可。回归正常生活并不是像以前一样烟酒无度，打牌熬夜，而是像正常人一样工作、交友、学习、锻炼，以及进行买菜做饭或者一些轻体力劳动。劳动方面量力而行，不要劳累，不熬夜，规律作息，保持良好的饮食习惯，远离致癌危险因素。

关于复查时间，肿瘤治疗结束两年内，应每 3 个月复查 1 次，3 年后每半年复查 1 次。5 年以上建议每年复查 1 次持续终身。作为患者不应该将复查作为负担，总是很担心，很抗拒。事实上，对于没有先天性疾病或遗传病且健康状况良好的成年人，健康体检每年应进行一次，通过健康体检发现异常情况，对疾病进行预防，早发现，早治疗。作为患者的朋友及家属需要理性对待，癌症本身是没有传染性的疾病，不要在患者面前表现得像怕被传染一样，给患者增加自卑感及精神压力。作为家属，对患者不能事事代劳，一切包办，看起来是关怀备至，其实会促使他无力感和无价值感倍生，孤立了患者，剥夺了他与疾病作斗争

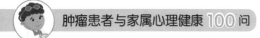

的最基本武器。

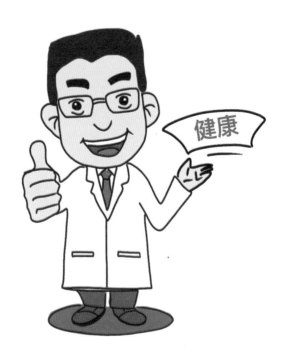

42. 什么样的兴趣爱好有助于我们病情的恢复和好转?

　　患者在恢复期间应该根据体质以及兴趣爱好来选择合适的运动方式,一定要适量,不能过度运动。运动可以加快血液循环,减轻疾病所带来的压力,同时也可以增强心肺功能。在体力允许的条件下,建议可以做一些舒缓的运动,比如:太极拳、八段锦、散步、广场舞等。也可以通过欣赏音乐、养护花草、走进大自然等方式来放松心情。

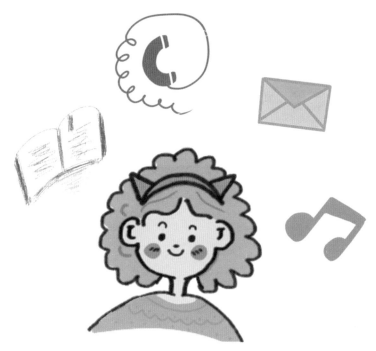

43. 因为经常住院，有时会觉得在医院的生活很无聊，感觉是在得过且过，如何充实自己？

　　可以培养一些在安静的环境下可以完成的兴趣爱好。比如看书、看报、剪纸、手工、呼吸操、冥想、听音乐等，或者将自己的心情或者治疗过程以日记的形式记录下来，当作促进自己前进的动力，制造生活的仪式感，认真对待每一天的每一刻。

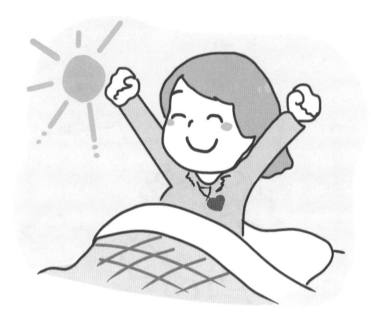

44. 有些患者因为疾病的原因，经常失眠，该怎么办？

　　失眠是指每周至少出现 3 晚的睡眠困难，可以分为急性失眠和慢性失眠。失眠出现在 1 个月之内叫作急性失眠。如果此阶段没有完全调整过来，时间拖延，就会进入慢性失眠阶段。失眠的原因非常复杂，但是总结起来主要可以分为内外两个方面，内因主要是考虑患者机体自身的条件和心理因素，外因包括药物及其他环境等因素。

　　在方法上首先要改变自己的生活规律，要养成良好的睡眠卫生习惯，如保持卧室清洁、安静、远离噪声、避开光线刺激等；

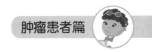

避免睡觉前喝茶、饮酒等。

其次，心态很重要，应有一个乐观向上的心态。

最后，应有一个有规律的生活制度，保持人的正常睡醒节律。创造有利于入睡的条件反射机制。

如睡前半小时洗热水澡、泡脚、喝杯牛奶等，只要长期坚持，就会建立起"入睡条件反射"。如果躺在床上毫无睡意，可起身离开卧室，待有了睡意再上床。每天也应固定时间起床，尽量避免因失眠而第二天早晨进行补觉。夜间失眠明显的患者午休时间不宜过长，应尽量控制在半小时内。

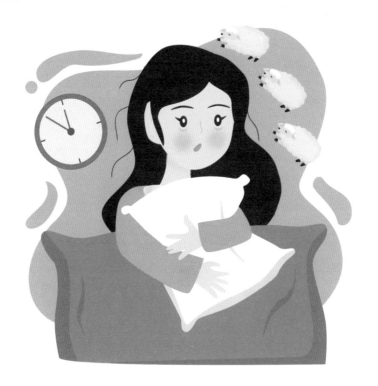

45. 听说安眠药对大脑有损伤，严重失眠时该不该使用帮助睡眠的药物？

目前服用安眠药是失眠患者主要的治疗手段，传统安定类药物主要是 γ - 氨基丁酸的受体发挥作用，也就是增强了中枢抑制性神经递质作用使人睡眠。即使最新型的安眠药，也都是以增强中枢抑制神经递质作用起效。简单来说，就是属于中枢神经抑制剂，所以小剂量、短时间使用安眠药是治疗失眠的有效手段，但长期使用还是会有一些副作用。若是严重失眠，可以在医生的指导下遵医嘱适量服用以减轻失眠症状，待症状缓解，可以减量或者逐渐停药。因为是身体的需要，与失眠所带来的身体与精神的双重损害相比，适量的安眠药所带来的获益是大于风险的。

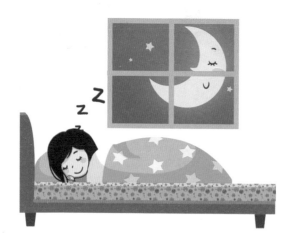

六、解决治疗副反应及症状的心理担忧

46. 总是会担心抗肿瘤治疗带来的副反应，应该如何处理这些现象？

　　在治疗前可以提前向医护人员了解治疗中可能出现的不良反应及其相应的处理措施，有助于消除顾虑，做好心理准备，以平稳的心态与正确的态度面对出现的不良反应，提高依从性及舒适度。很多副反应是可以提前预防的，或者出现后立即干预可以有效减轻，所以不必过分担心副反应的问题，医生在治疗前也会全面评估患者对治疗的耐受性，从而减轻副反应的发生。有些副反应因人而异，可以与医务人员沟通解决问题的办法。

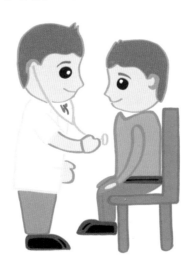

47. 身体各个部分经常发生疼痛，内心也比较痛苦，该如何缓解？

首先，若是您身体某个部位经常发生疼痛，您无须自行忍受，以免疼痛加剧，影响睡眠及生活质量，您只需要及时就医，医生会根据您的病情，选择合适的治疗方法和药物为您解除疼痛。

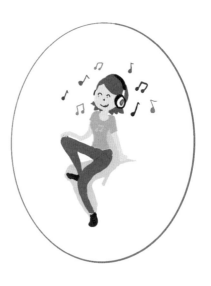

如若您内心痛苦，可以寻求一些心理调适的方法去帮助自己摆脱难受的情绪，比如运用积极心理学的理论，给自己激励，不要暗示或持续关注自己的消极感受，这样只会让难受加剧。您也可以寻求家人和专业心理咨询师的帮助，家人的支持会让您有更大的信心面对疾病和痛苦，如若心理负担较重，专业的心理治疗师能够运用心理学的专业方法帮助您放松和接纳自我和疾病，从而恢复内心的平静。适当的运动也有助于将情绪转移，暂时忘记自己内心的消极感受。转移注意力也是可行的办法，比如音乐疗法、练太极拳或健身气功等。如果仍每天大部分时间都郁郁寡欢，对什么事情都提不起兴趣，且持续有 2 周以上时，应警惕抑郁发作的可能性，此时应寻求专业精神科医师的诊疗。

48. 听说止痛药会上瘾，疼痛难忍时应不应该用止痛药？

　　止痛药分为两大类，一类属于作用于中枢神经系统的，具有成瘾性的止痛药；还有一类属于作用于外周系统的，没有成瘾性的止痛药。即使是作用于中枢神经系统本身具有成瘾性的止痛药，如果医生觉得患者需要服用，在进行对症处理的时候，医生将会选择合适的药物，在合理用药条件下，不会造成医源性的成瘾问题。即使是晚期癌症患者，使用一些强阿片类的药物来进行止疼治疗的时候，在合理使用范围内，也不会造成成瘾问题。作用于外周系统的药物本身就没有成瘾性，所以更加不会存在成瘾的问题。

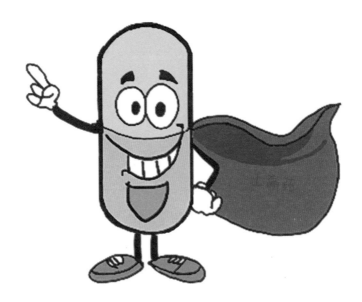

49. 担心化疗后对身体影响很大，副作用很多，该怎么办？

化疗后常见的副反应有食欲不振、恶心、呕吐、腹泻、淋巴水肿、睡眠差、脱发等。住院期间，医护人员会根据您使用的化疗药物告诉您可能遇见的问题，并针对性地采取预防性的措施，给予健康指导。您只需配合医护人员，遵从医嘱应对这些问题。当您充分认识到化疗可能会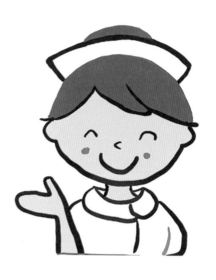带来副作用，知道应该如何应对这些副作用时，便是战胜肿瘤的一大进步。

50. 我在各种治疗后发生皮疹、脱发、皮肤变黑等问题，产生自卑难过的情绪该如何缓解？

我们要正确了解治疗中可能出现的副反应，其中包括皮疹、脱发、皮肤变黑等问题。当治疗结束后，皮疹、脱发、皮肤变黑等问题会慢慢恢复。治疗过程中如果出现这些问题，可以学会积极应对。如在避免皮肤受刺激时，保持皮肤清洁干爽，可

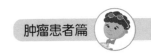

以经常使用滋润霜，穿宽松、舒适的衣物或鞋子等。脱发时，可以佩戴假发，严重者可至皮肤科就诊，配合医生积极治疗。待抗肿瘤治疗结束后，这些副反应会逐渐消失。

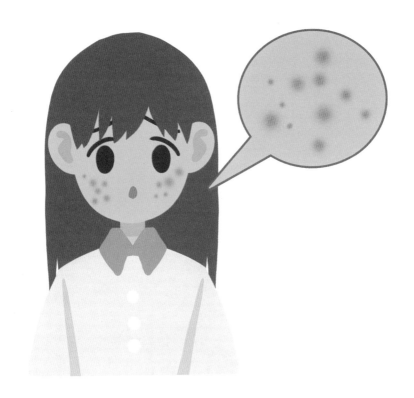

51. 造口 / 乳腺切除 / 尿管带来自卑，该如何劝自己接纳自己的不完美？

我们的每一个缺点背后都隐藏着优点，每一个阴暗面都对应一个生命的礼物。我们可以如实接纳不完美的自己，接纳不可改变的，改变可以改变的。努力提升自己的心理能量，面对自己的不完美。不完美也是我们生命的一部分，只有我们真正地拥抱它才能活出完整的生命，要幸福就要学会自我接纳，不因为自身的优点而骄傲，也不因为自身的缺点而自卑，坦然地接受现实中的自己，学会同自己和解。我们可以"标注"造口/乳腺切除/尿管带来的自卑，当自卑、自我否定出来时，直接"标注"念头：念头认为我很自卑。那只是念头，并不是真实的自己，它会来，也会走。

完美的心态，就是……
接受不完美！

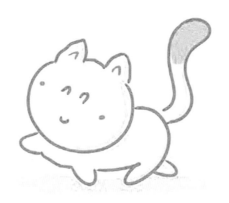

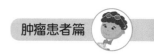

52. 在医院经常听说心理治疗，心理治疗到底是什么，对我们治疗有用吗？

心理治疗是医生和患者交往接触过程中，医生通过语言来影响患者心理活动的一种方法。心理治疗可以协助患者做出心理行为方面的改变，恢复或重建受损的心理功能。如可以帮助肿瘤患者将愤怒、恐惧等情绪用语言表达出来，减少焦虑、抑郁等情绪问题；学习积极应对肿瘤的行为技巧，如放松技术等，以帮助减轻疼痛、恶心和失眠等症状；正确认识疾病，适当调整自己的心情，帮助自己以乐观的心态，最佳的状态来应对肿瘤。

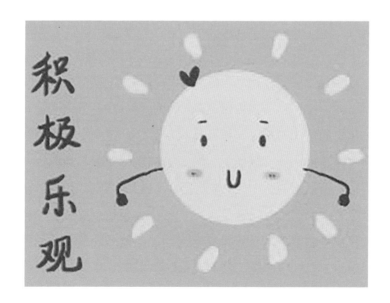

53. 经常有患者用中药来辅助治疗，但是中医药对治疗肿瘤真的有用吗？

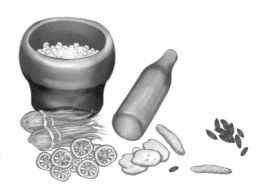

中医参与恶性肿瘤诊治的每一个阶段，与现代医学协作可以实现肿瘤的诱导缓解和强化治疗，可以促进免疫重建、疗效巩固和免疫恢复。肿瘤患者化疗、放疗、靶向治疗、内分泌治疗等治疗手段都存在毒副反应、部分不良反应如Ⅳ°骨髓抑制、间质性肺疾病可能影响抗肿瘤治疗进度。

中医配合现代医学治疗手段能有效防治肿瘤治疗相关副反应，减轻患者症状，提高治疗依从性，改善生存质量、延长生存期。如接受化疗的患者配合使用中医药治疗能有效减轻、改善化疗引起的骨髓抑制、消化道反应、手足综合征、周围神经毒性等副反应。据文献统计，黄芪、白术、党参、当归等中药为治疗化疗后骨髓抑制最常用且疗效确切的药物。接受放疗的患者联合中医药治疗对放疗的减毒作用体现在：能减轻全身症状、保护骨髓造血和保护重要器官功能；能减轻放疗造成的损伤，防治放射性口腔炎、放射性食管炎等。

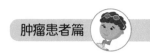

54. 化疗后食欲不振，什么都吃不下，我非常焦虑，该如何调整饮食？

　　化疗后出现食欲不振是正常的、也是暂时的。首先要放松身心，并从心里接受"吃"，主动地吃，少量多餐慢慢地吃，相信只有吃才是硬道理，通过吃才能增强营养和提高机体免疫力，吃也是肿瘤治疗中的必要武器，以此来增强战胜肿瘤的力量与信心。

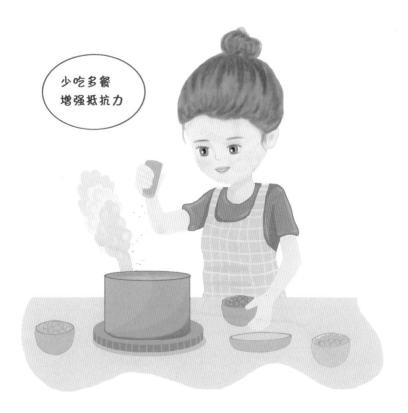

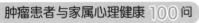

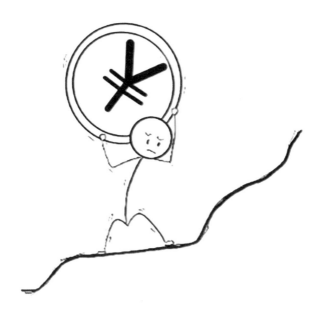七、经济问题

55. 明知道治不好，面对高额的医药费用，该不该继续治疗下去，什么时候放弃是对自己和家人负责？

  患者内心是矛盾的，一方面还是希望进一步治疗，另一方面担心高额的治疗费用，最后会人财两空。鼓励患者向家人袒露自己内心的想法和感受，召开一个家庭会议，看看家人的态度和想法，一起面对疾病、共同讨论，并商议一个合适的决策。

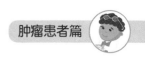
56. 医生说有几个方案可以选，内心比较纠结，是不是只有选最贵的治疗方案才是最好的？

　　最贵的治疗方案不一定适合每位患者。管床医生要详细介绍每种方案的优缺点，引导患者结合自己的经济状况、家庭经济条件等因素综合考虑做出适当选择。

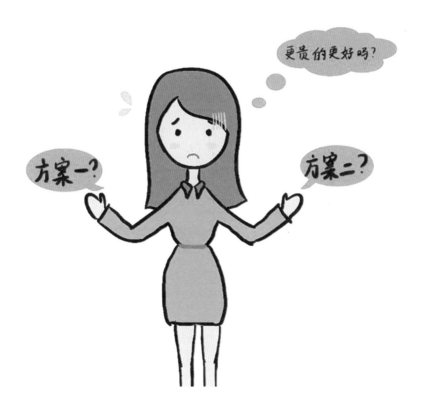

57. 治疗癌症花了我所有的积蓄，也拖累了家人，但是病情还是恶化了，我很绝望，我还有什么动力生活下去?

我们能感受到患者痛苦、悲观、丧失信心的情绪，以及对家人的一份愧疚。可以对患者及家属实施安心卡技术进行生命教育，制订患者愿望清单，让患者及家属敞开心扉进行沟通，讨论如何理解生命的意义，鼓励患者正确、勇敢面对生死问题，反而会更坦然地面对疾病，激发积极应对的动力。

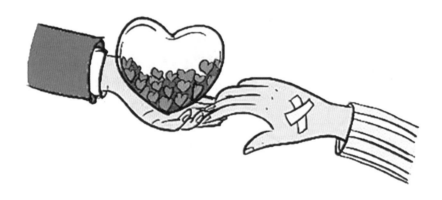

58. 作为家庭经济十分困难但又无法治愈的晚期患者，我到底有没有必要再去延长生命周期？

可以采用安心卡技术，鼓励患者表达自己的想法、情绪感受等，可以向患者和家属介绍缓和医学、安宁疗护理念，给患者重新思考人生的机会，尊重患者的选择。

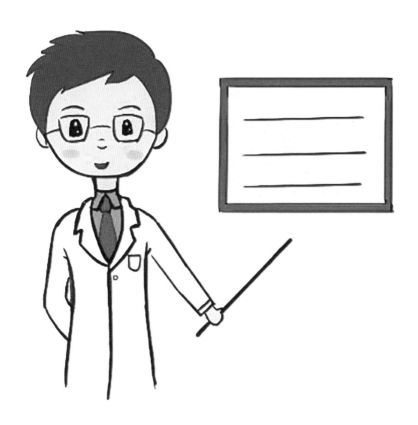

59. 我时常会想我到底该不该这样花钱治疗恶性肿瘤，我这样拖累家人，是不是很自私？

可以试着询问患者，您觉得自私是怎样的概念呢？或者何为不自私？让患者表达出他对自私的看法。通过患者的回答，给予针对性的心理疏导。生命至上，每个人生病后在医生的帮助下进行治疗是合情合理的，消除患者的心理负担。鼓励患者多与家人沟通，让患者意识到自己不合理甚至不正确的认知，增强战胜疾病的信心和勇气。

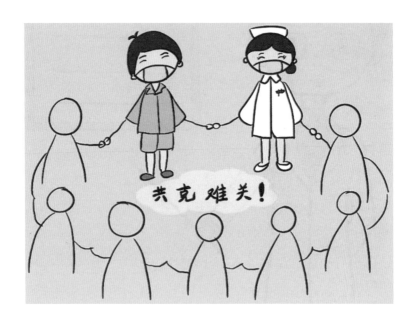

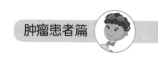

60. 进行的放疗 / 化疗，能维持多久不复发？我担心复发怎么办？

进行了放化疗后，为此多久不复发，具体取决于肿瘤的类型及具体的临床 / 病理分期，以及肿瘤对放疗和化疗的敏感度。因为实体瘤、血液肿瘤或间叶组织来源的肿瘤如骨肉瘤和软组织肉瘤等，对放射治疗和化疗的敏感度不同，例如恶性淋巴瘤及生殖系统肿瘤（如睾丸恶性肿瘤等）对放射治疗和化疗的敏感度高，预后较好。

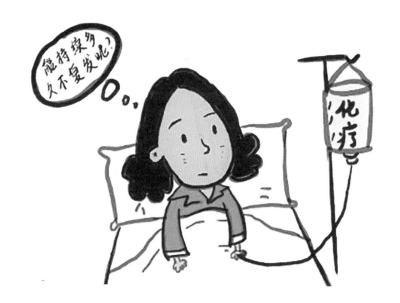

即便肿瘤复发，也不要放弃希望，很多肿瘤复发后依然有标准的二线化疗方案或药物可选。很多肿瘤也有针对性的靶向药物可选，例如使用广泛的 TKI 类抗血管生成药物等。

近年来如火如荼的免疫治疗，如抗 PD-1 抗体，抗 PD-L1 抗体及抗 CTLA4 抗体等，为很多肿瘤患者带来新的治疗选择。

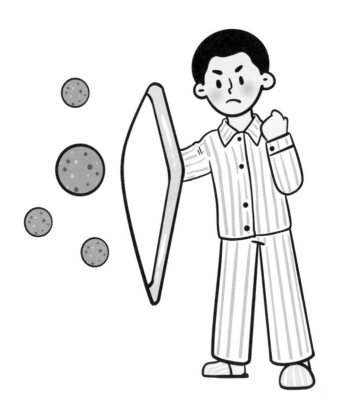

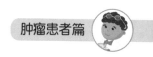

61. 我已经花了那么多钱治疗，为什么肿瘤还在进展，我的治疗是不是没效果？

评价肿瘤治疗的效果，尤其是实体肿瘤，我们临床多用实体肿瘤临床疗效评价标准（RECIST 标准）进行评价。临床上我们也见到不少患者花了钱做治疗但肿瘤还在进展，因为任何一种抗肿瘤治疗，如手术、放射治疗、化疗、介入治疗、生物免疫治疗、热疗、消融治疗等都不是一劳永逸的，也不是百分之百有效的。因此，当临床上肿瘤经过治疗仍然在进展，我们

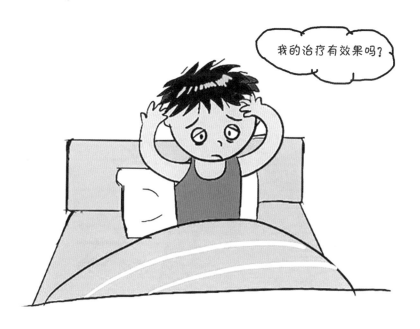

主管医生会进行全科讨论或申请多学科会诊（MDT），以便为患者提供下一步的针对性的个体化治疗方案。

八、各种焦虑

62. 焦虑不安的心理会加重肿瘤的发展吗?

会。焦虑不安的心理会加重肿瘤的发展。在面对威胁生命的疾病时，焦虑是一种正常的防御反应，它通常在 2 周内逐渐

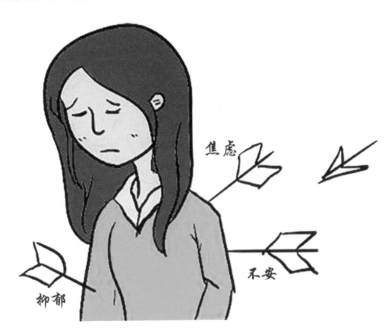

消失。若焦虑症状持续存在，则会发展为焦虑障碍。焦虑的严重程度与客观的事件或处境不相称或持续时间过长则为病理性焦虑，常常伴有头晕、胸闷、心悸、呼吸困难、口干、尿频、尿急、出汗、震颤和运动不安等。焦虑状态持续时间过长会影响患者的睡眠，而患者的睡眠时间减少、睡眠质量下降和忧心忡忡等本身均会影响患者的自身免疫力（例如 NK 细胞的数量和功能等），从而会加重肿瘤的进展。

63. 看着已故的病友临走前的样子，害怕自己会被病痛折磨，该如何克服恐惧？

这种情况在临床常常见到，即便自己的恶性肿瘤临床分期早，治疗效果较好，目前肿瘤控制稳定，但是看着病友临走前的样子还是会心生恐惧。我们建议患者可向主管医生咨询，以明确自己疾病的具体类型、临床分期、对抗肿瘤治疗的响应性以及远期生存率问题，不要盲目悲观。

病痛的折磨，通常情况下，癌性疼痛占有很大的比例。而我们目前依据 WHO 的癌痛三阶梯镇痛原则等，有多种有效的镇痛药物及给药途径可选择，绝大多数的癌痛患者都能达到很好的镇痛效果，不必过分恐惧。而其他可能引起临终前痛苦的情况，如肠梗阻、消化道大出血等，不是每一位患者临终均会出现。

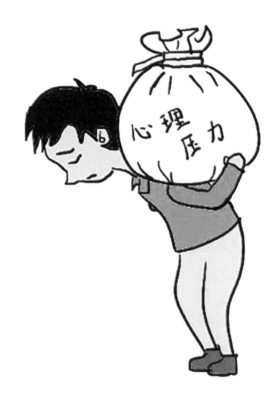

64. 想过"自杀"，但是又盼望一丝奇迹出现，思想每日在生死边缘徘徊，该如何自救？

　　想过"自杀"，但是又盼望一丝奇迹出现，思想每日在生死边缘徘徊，这本身就是一种矛盾心理。即便是身体健康的非肿瘤患者人群中，也有部分人一生中会出现过"自杀"的念头。患者盼望着一丝奇迹出现，说明患者有求生的意识，建议患者与自己的主治医生充分沟通，明确自己疾病的具体情况（病理类型的恶性程度、具体的分期分型、2 年及 5 年的生存率约为多少等），不要因为被诊断为恶性肿瘤便盲目悲观厌世。而应该相信科学，相信医生，积极配合医生规律的治疗。

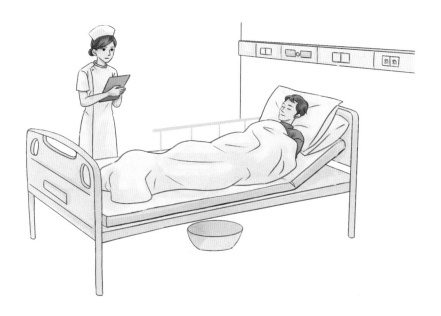

因为部分的肿瘤例如生殖系统肿瘤（如睾丸精原细胞瘤）对放化疗敏感，预后好，前列腺癌即便合并骨转移的患者，也有部分生存期大于 5 年。

每日在生死边缘徘徊的心理冲突会带来焦虑、抑郁和睡眠障碍，从而影响生活质量，加重疾病的进展。因此，在抗癌过

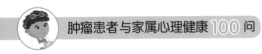

程中，不要放弃对美好生活的愿望，与其每天深陷在自己无法把控的生死焦虑中，痛苦不已，不如把握好当下，以家人为伴，放松身心。

65. 医生说我没有多少时间了，该如何克服对死亡的恐惧？

关于如何克服对死亡的恐惧，有如下几点建议：死亡恐惧症是对死亡本身或自己终有一死的恐惧，全世界有数百万人受之影响。

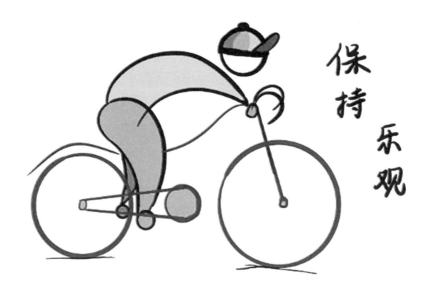

其一，诚实面对自己，坦坦荡荡地直面死亡的宿命，不然对死亡的恐惧会伴随焦虑和抑郁持续困扰着你，让有限的生命

绽放光辉，生命才更有价值。当你能诚实面对自己，直面死亡时，对死亡的恐惧就会慢慢消散。

其二，与家人一起制订临终计划。自己可能无法得知死亡的确切时间或地点，但可以做些努力和规划从而能更从容地应对死亡。例如，如果身处昏迷中，你是否愿意进ICU，是否愿意气管插管、上呼吸机等，你想让生命维持疗法持续多久？希望在家里还是在医院离世？提前安排好相关细节也许能帮助你减轻对死亡的焦虑和恐惧。

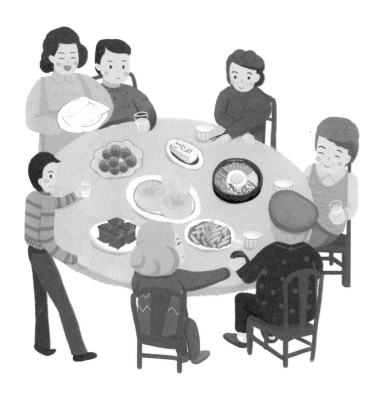

其三，与亲人共度时光。在最后的时间里，如果有可能，可以和他们一起去公园散步，喝喝茶，聊聊天。让身边都围绕着能令自己快乐的人。如果你曾与孙辈拥有过美好的时光，美好的回忆，那么孩子们在你去世后会继续怀念你，因为美好的记忆是永生的。

其四，可以阅读一些帮助人们克服死亡恐惧的书籍，如美国精神治疗大师欧文·亚隆的《直视骄阳》，必要时也可以寻求专业心理医生的帮助，减轻恐惧心理。

66. 我担心恶性肿瘤很容易转移怎么办？

如果您是初次诊断为肿瘤，首先要确定肿瘤的病理类型及进行合理的辅助检查来明确是否有转移的风险。即使有高转移风险或者已经存在转移，目前医生仍然可以采取多种合理的治疗方式防止或者减少转移及控制目前的转移。

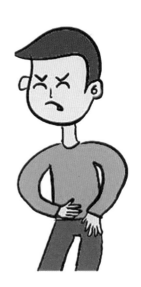

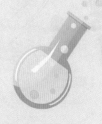

肿瘤患者家属篇

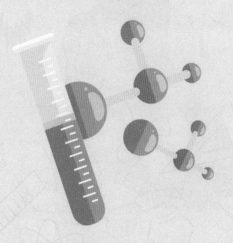

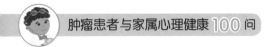

◎ 一、初诊时

67. 不同阶段的患者心理活动有何不同？

对于初诊的患者，要接受诊断需要一个过程，总担心自己生存期有限。

治疗阶段，患者会担心治疗的效果、治疗的副反应、治疗过程中的费用。

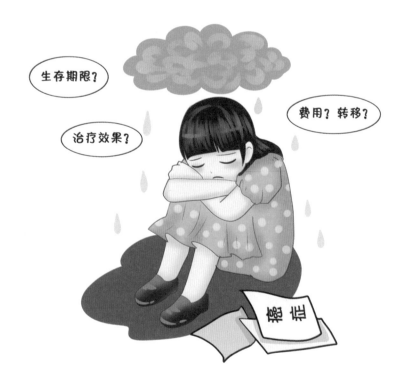

定期复查阶段，会担心肿瘤复发及转移。

复发及转移患者，会担心既往治疗的副反应是否再次出现或者更改治疗方案后的副反应，担心疗效及生存期。

68. 如何做好不同阶段患者的心理护理？

对于初诊患者，根据患者对病情的可接受程度及时告知患者目前病情，预后及治疗方案。

治疗阶段，提前沟通治疗方案可能引起的副反应及应对措施，缓解患者焦虑情绪。

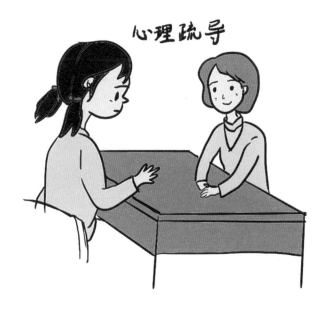

心理疏导

定期复查阶段，告知患者定期复查的意义，缓解患者担心复发及转移的恐惧情绪。

复发及转移的患者，分析不同肿瘤复发概率，让患者接受统计学范围内复发概率，并且告知患者目前肿瘤学治疗进展神速，医生仍可采取合理的治疗方案控制病情。

69. 如何为患者创造良好的心理环境？

首先在家中尽量刻意避免讨论患者病情，可以用合适的方式沟通，让患者尽可能接受病情；其次可以科普疾病相关知识，让患者相信科学，配合治疗；最后合理安排及照顾患者饮食及起居。

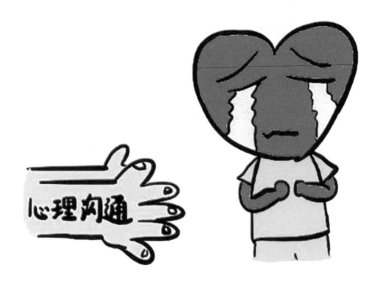

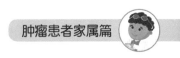

70. 得知家人得了癌症，面对肿瘤的诊断报告，瞬间大脑空白，为什么是我的亲人，我该怎么办？

　　首先一定要接受患者诊断为肿瘤这个事实，其次找到规范医疗机构明确病情，最后配合医护安排好患者后期治疗及护理。

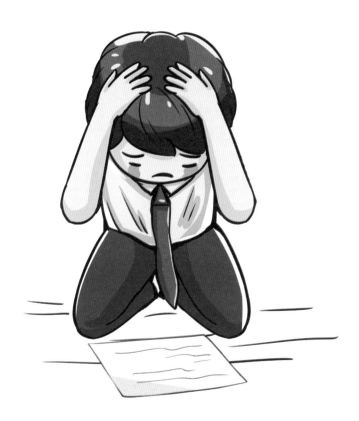

71. 都是因为我工作太忙，没有照顾好她，否则她也不会得这
种病，我的内心充满了悲哀、自责和无助，该怎么办？

患者罹患肿瘤是一个复杂的病理生理过程，不是一朝一
夕形成的，也不是简单的家庭因素造成的。科学都没有办法
完整解释确切的发病原因，跟患者家属照顾的相关性就更不
明确了。所以完全没有必要自责。后期做好患者的照护就足
够了。

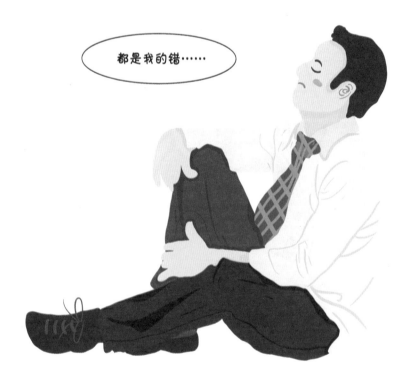

72. 之前家人也提到过有不舒服，因为忙一直没带她来看病，现在查出来就是晚期，内心很懊恼，是不是早点看病就不会这么糟糕？

　　肿瘤细胞的生长速度很快，其生长过程中症状隐匿，临床的表现与机体常规不适反应，具有较强的相似性，缺乏与肿瘤直接相关的特异性。人体机体的代偿能力很强，出现相关问题时，可以通过调动机体的代偿性，较好地掩盖临床症状和体征。在这种情况下，部分恶性肿瘤出现的临床症状和体征，时有时无，隐匿情况比较明显。患者即便出现了早期信号，也可能不会在意或者未及时就诊，隐匿性的表现，不典型是主要原因，正是这些原因使肿瘤发生时，多数已经进入了晚期并出现了转移。

　　不同的癌症，晚期的症状是不同的。即使是相同的癌症，由于浸润的程度和部位不同，出现的症状也是不同的。例如，肺癌晚期有的患者出现颅脑转移，可以有头痛、头晕、恶心呕吐，甚至昏迷、肢体瘫痪等症状；而有的肺癌患者浸润到胸膜，导致恶性胸腔积液，出现明显的胸闷、气短等症状；有的患者出现骨转移，导致难以控制的剧烈疼痛等。

　　有些癌症一发现就是晚期，考虑主要有以下两方面原因：①有些身体器官位置较隐匿，导致癌症早期难以发现，一旦发现即为中晚期，例如胰腺位于后腹膜，早期没有症状。②一些癌症早期没有症状，或者是症状不典型，容易与一些良性的病变相混淆。例如直肠癌早期便血，患者误认为是痔疮发作，而不就诊，延误病情；胃癌早期没有症状，或轻度的上腹饱胀不适感，患者易误以为是慢性胃炎，延误就诊。除此之外，我们也经常犯两个比较严重的错误：

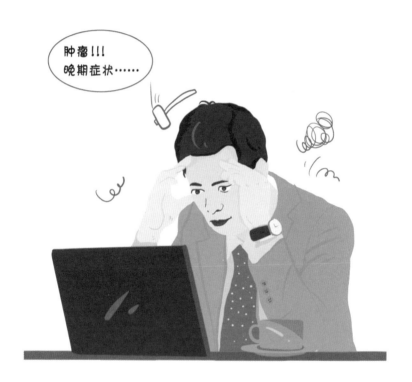

（1）不了解家人的身体状况，更无法得知自己患病的风险；

（2）小细节异常现状容易受到忽略，等"感觉"到身体有异常，才开始去检查。

73. 我的亲人诊断癌症晚期，该不该告诉他病情？该怎样告诉他病情？

对于重症患者，"医生是否应当面如实告知其病情"一直以来存在争议。家属普遍认为："患者的内心世界不堪一击，知道病情后反而会让患者绝望，不利于身体恢复，甚至可能出现一些过激行为，医生应预知到可能引发的后果。"而医生认为，不如实告知病情，就是对患者知情权的不尊重。律师们普遍认为，医生对患者的病情有如实告知的义务，但在具体方式上值得商榷。医生应明确告知患者真实病情，但同时，医生对患者心理承受能力的把握也十分关键，医生应视具体情况采取妥当的告知方式。医生应有一种人文关怀的考量。很多医院对待重症患者，通常会选择一种比较迂回的方式，如通过家属转达等，让患者更易接受。作为一名医生，面对疾病与死亡在所难免，甚至已是司空见惯，但对于患者，重症甚至是绝症来临时，内心往往不堪一击，如何告知患者病情，变成了一件不那么容易的事。

有的医生选择告诉患者家属，有的医生选择委婉地暗示，但是很多时候还是不得不直接把噩耗和盘托出，因为无论是出于何种目的的隐瞒都可能意味着纠纷。但是对于告知患者病情的方式，需要体现更多的人文关怀。如避免过于直白、生硬地告知病情；需要征求家属意见，获得家属积极配合；告知病情的同时，需要告知患者治疗措施，避免让患者觉得不知所措，失去希望；告知类似的、治疗效果比较好的案例，是给患者希望的直接办法；良好的医患沟通，也是增进医患相互信任、避免医疗纠纷的最佳办法。总之，应该视患者的情况而定，有些患者很坚强，跟他解释清楚病情让共心中有数，反而对治疗有所帮助。

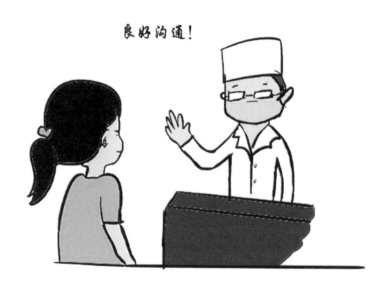

良好沟通！

74. 家人患了癌症，担心患者知道真实病情后会精神崩溃加重病情，所以试图向患者隐瞒病情，事实上也知道几乎是不可能隐瞒得了的，我该怎么办？

下面说三个患者的故事。

1992 年，43 岁的刘某某正处于事业上升期，当年 9 月，一张来自青岛市某医院的检查报告单给了他当头一击：肝癌。
他抱着误诊的侥幸心理，接连跑了几家医院。这期间，家人一
直选择隐瞒，甚至找来假的报告单骗他，然而，闪躲的眼神和
犹豫的语气，还是被他识破了，他坚决要求知道真相并承诺积
极配合治疗。医生原本预计他能活 3～5 年，他却在经过 5 年
的治疗后，开始重新工作。2006 年，57 岁的刘某某被评为青
岛市首届抗癌明星，2007 年癌症康复协会换届时，他被选为
会长。

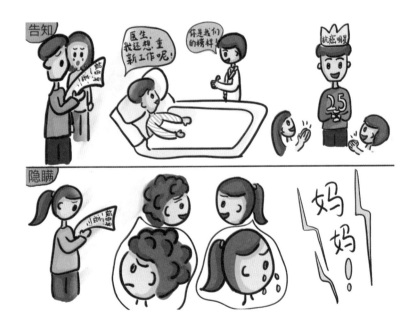

　　他的事迹就连医生都觉得震惊，有医生坦言："罹患如此
凶猛的肝癌，能活20年以上的不足1%，而他就是那罕见的1%，

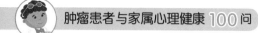

他是所有癌症患者的榜样。"而总结抗癌成功经验，刘某某认为最重要的一点就是乐观，"除了乐观别无选择，乐观是唯一出路，而乐观的前提是知情，只有知情才能更好地配合医生治疗。"他建议患者及其家属，面对癌症，正确的做法是，知道它、慢慢接受它、最终战胜它。

跟刘某某不同，外阴癌患者宋云（化名）和肺癌脑转移患者蓝冬（化名）则对他们的病情不知情，因为家属选择不告知实情。宋云已经去世4年，她的女儿张玲目睹了母亲从得病、治病到去世的全过程，再回忆，仍是一场噩梦。张玲自述，母亲在山东大学齐鲁医院确诊外阴癌，考虑到母亲平时是一个胆小心细的人，怕她知道后崩溃，于是张玲选择了独自一人来承受这个噩耗。但因她的强颜欢笑和吞吞吐吐，母亲还是识破了真相。

母亲为了不给她和弟弟增加负担，自己装作什么都不知道，甚至自己骗外地的儿子只是得了普通妇科病，不用为她担心。就这样，宋云和张玲娘俩白天故作轻松，保持微笑，夜晚各自辗转，偷偷哭泣。一边是善意的谎言，一边是假装不知道，这样的举动让人感动、心酸，更加让人惋惜。

跟宋云情况类似，蓝冬的家人也选择了隐瞒，她的丈夫、孩子倾尽全力带其四处求医，尝试各种治疗，唯独对其病情闭口不谈。为了保护母亲，蓝冬的儿子对前来探望的每一个亲朋好友都嘱咐一遍，不谈病情，只说吉利话。就连他们发的问候短信，也要亲自把关，事先筛选一遍，把不恰当的删除后再给母亲看。为了避免其他病友说漏嘴，甚至要求医院为母亲设立单独病房。

然而，如此举动让全家人都变得疑神疑鬼，配合演戏的人都演得很辛苦，甚至导致有些治疗无法正常开展。跟病魔抗争了5年后，蓝冬离开了人世。至死，她都不知道自己得的是癌症。或者，她知道，却假装不知道。

人的恐惧和焦虑大多来自未知和不确定，与其让患者终日生活在不安和猜测中，不如同他一起坦然面对疾病，共同接受并战胜它。

75. 我的亲人刚刚确诊了癌症，每天唉声叹气，我该怎么办？

生活中每一个人都有安慰别人的时候。安慰，是感情的付出，是沟通心灵的桥梁，是医治心病的良药。从被安慰者心理出发，选择合适的安慰方式，是使安慰产生良好效果的必要条件。以下几种安慰方式可供选用。

（1）书信式安慰。它比较适合于喜欢独自思考、喜好清静的人。人在感情起伏过大的情形下通过书信有时比口头劝慰更有效，因为书信发生效力的时间长，引起深思的触点多。

（2）礼物式安慰：它能使被安慰者见物思人，增强战胜困难的信心。当知己送来平日自己喜好的礼物时，安慰感便会油然而生，心境豁然开朗。

（3）闲逛式安慰：它对需要放松心境、转移注意力、一吐为快的人较为适用。有的人一怒之下大发脾气，或者独自伤神，这时陪他（她）到外面走走，边走边叙，边逛边聊，可发泄其激愤或郁闷的情绪，减轻心理负荷。

（4）无声式安慰：它对互相熟悉、互相需要抚慰的人有特定的作用。人是有感情的，在一定时候和特殊场合下，用动作、眼神表示安慰会起到"此时无声胜有声"的作用，起到独特的安慰效果。

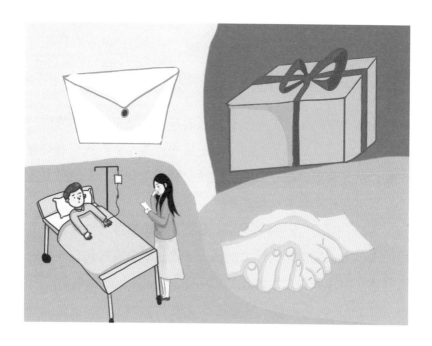

在这个世界上，人人都不可能逃避生老病死的自然规律，因而人人也都会有遭遇变故伤心的时候。当这种情况降临时，

再坚强的人也会希望得到来自亲友的关心和安慰，以帮助他们走出生活中的这一片阴暗地带。如果你的亲人朋友深陷于痛苦之中，你保持缄默只会使他认为你对之毫不在意。可是，当你对他所遭遇的事件毫无经验而感到不知如何去安慰他时，也切不可想当然地说些泛泛的安慰话。要知道，这样不仅于事无补，反而可能会危及你们的友谊，令你得不偿失。特约心理学家的建议是："其实你不必说很多，也不需要什么完美的词汇和堂皇的人生哲理。只要一两句简单支持他的话，就能打破你朋友心中的坚冰，让他释放出心底的负担，与你共同分享内心的感受。"

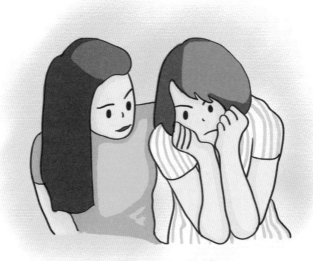

"共情式"陪伴

陪伴者在安慰支持哀恸者时最主要的原则是：尝试着去了解、去接触哀恸者此时的心境，并给予共情性的陪伴、关怀、回应与照顾。

76. 不同年龄和性别的肿瘤患者的心理问题特点有什么不一样呢？

恶性肿瘤患者具有不同的年龄、性别、性格、兴趣、认知能力、知识水平等，在面对肿瘤时也就表现不同。

（1）儿童期患者。帮助患儿正确理解疾病，解除患儿对疾病的神秘感及恐惧感，使其主动配合治疗；接触患儿时态度和蔼，动作轻柔，建立信任；住院中保护患儿自尊，对患儿的表现给予肯定及鼓励；建议患儿父母保证至少一人陪伴在旁，重视与患儿父母的沟通；使病房环境布置适合儿童的心理特点，允许患儿带些自己喜欢的物品到医院，如玩具、书本等。

（2）青年期患者。进行认知调整和心理疏导，促进患者对疾病的接受；全面细致的健康教育能促进患者对疾病的了解，减少治疗过程中产生的不良情绪；治疗时注意保护患者的隐私，维护其自尊心，尊重其独立性；协调并促进病友间的相互了解，满足患者参与社交活动的需要，丰富其精神生活。

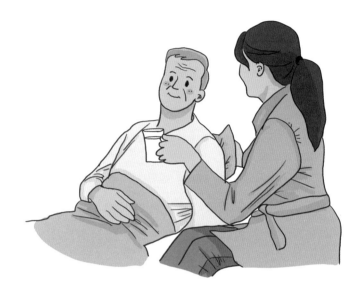

（3）中年期患者。主动关心患者，根据患者的需要给予健康教育，使患者真正接纳并正确对待自己的疾病；理解患者对家庭及事业的担忧，可建议患者家属妥善安排处理患者所担心的人或事；尊重患者的人格，理解患者在家庭和社会中承担的角色和心理压力；体贴更年期患者，帮助出现更年期综合征的患者保持心理的动态平衡。

(4) 老年期患者。尊重老年患者的人格，在生活中尽量照顾患者的习惯；根据患者的需要给予健康教育，提供有关疾病的科普医疗书籍供其阅读，可减少患者的焦虑抑郁；鼓励老年患者回忆美好往事或翻看旧照片，保持情绪愉悦，增强自信心和自我认同感；协助患者适应患病后的躯体状况和生活，如在饮食上力求美味可口，松软多汁，易于咀嚼和消化，富有营养；

提供舒适、安全的治疗环境；必要时提供助行器、助听器、垫枕、气垫床等，促进身体舒适感，减少生活中的不便或制约；建议患者家属多探望陪伴患者，减少其孤独感。

77. 家人得了肿瘤，能够做些什么会让我自己的内心和家人心里好过一些？

医生或者家属给患者以心理支持，增强其心理平衡系统的功能和对心理承受能力，指导他们采取正确的方法克服悲观、焦虑、恐惧、失望的心理，取得患者在治疗上的密切配合，是很有必要的。常用的方法一般有以下 3 种。

1. 解释

患者确诊后，由于对自己所患疾病缺乏认识和了解，容易产生焦虑和紧张情绪。医务人员有必要及时向患者进行解释，讲明道理，帮助患者解除顾虑，树立信心，使其加强在治疗上的配合。

家属可以多跟医生沟通，学习癌症的相关知识，或者请求医生向患者进行解释，解释工作对癌症患者特别有利。向患者说明癌症的发生和发展过程，使患者建立一个科学的概念；说明癌症的可治疗性，使患者树立战胜疾病的信心；说明癌症的严重性和慢性过程，引起患者对疾病的重视和做好长期同疾病作斗争的准备；说明各种治疗措施的疗效和毒副反应及处理方法，使患者做到心中有数；说明心理因素和自身抵抗力在癌症发生和发展中的重要作用，增强患者参与抗癌斗争的主动性。

解释时，注意语言要通俗易懂，态度要和蔼可亲，避免与患者发生争执，影响治疗效果。

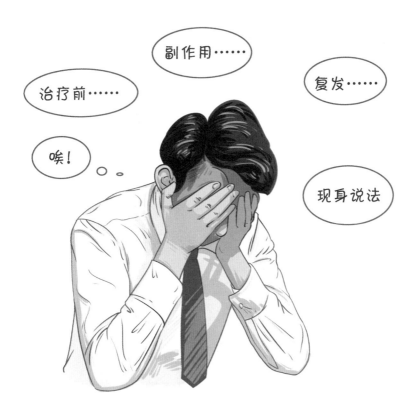

2. 鼓励和安慰

癌症患者感情比较脆弱，遇到一些不解的事情，容易向不好的方面考虑。家属应时刻洞察患者的心理改变，及时给予鼓

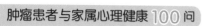

励和安慰。

治疗前多讲一些癌症防治方面的快速进展，以及将要实施的治疗方案的科学性、先进性和疗效的可靠性，鼓励患者坚定治疗决心和树立必胜的信心。

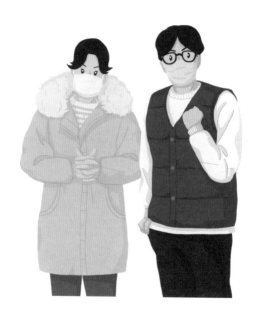

出现副作用时，应讲明副作用与疗效之间的辩证关系，副作用是暂时的，以及副作用的有效处理措施等，使患者心理上得到安慰，不至于灰心丧气。

出现复发时，应说明复发无非是身体抵抗力降低和癌细胞再次活跃引起的，只要采取有效的治疗，仍能取得满意的疗效，甚至得到治愈。

另外，已愈患者战胜癌症的实例和抗癌明星进行现身说法，能使患者得到很好的鼓励和安慰。

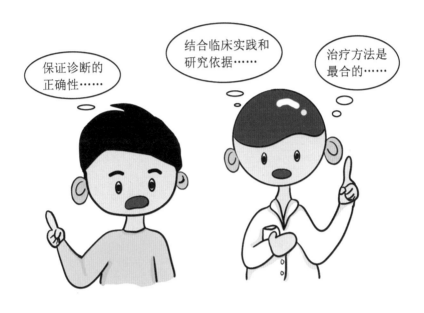

3. 保证

癌症患者思想多疑，诊断之初常怀疑诊断是否正确，不愿进入患者角色。此时，从科学角度向患者保证诊断的正确性，有利于治疗方案的及时实施。在治疗阶段，患者最担心的是自己接受的治疗是否合理。家属应向医生说明情况，让医生给予充分的临床实践和研究依据，用充满信心的态度和坚定的语调，向患者保证所采用的治疗方法是最合理的，以解除患者的疑虑。至于疗效问题，由于癌症治疗尚未彻底攻破，不能随意作出保证。

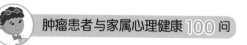
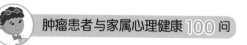

二、缓解焦虑

78. 我的亲人得了癌症生活得很痛苦，我担心他会想不开，我该怎么办才好？

恶性肿瘤患者是自杀的高危人群，他们把自杀看作是一种解决问题的有效方式，或者是结束不幸遭遇的唯一方式，是逃离令人绝望和痛苦情境的途径。自杀风险与病情进展、疼痛、经济压力、治疗副作用导致生活质量下降、无助感等多种危险因素累加有关，作为患者亲属担心患者想不开，要做好以下几点。

（1）首先需要了解患者有无自杀意念、自杀意图、自杀计划等。

自杀意念是指关于死亡、自我伤害以及自我造成死亡的想法、幻想、沉思和偏见。自杀意念的强度越大，持久性越长，最终实施自杀的风险就越高。

自杀意图是指患者希望通过自杀致死的期望和决心。与患者所选择自杀方式的客观致命性相比而言，他们对自杀方式致命性的主观认识更能够反映他们自杀意图的强度。自杀意念越强烈，那么自杀行为的风险就越高。

患者如果有绝命书，将自己重要的物品或财物托付给亲人和朋友，准备了遗嘱，开车太快，自行停药，突然表现得很快乐、很平静等，应引起家属的格外关注。自杀计划越详细、越具体，自杀风险就越高。

（2）心理关爱技巧。

全身心倾听。在他非常痛苦不知所措时，不要急于给他提意见，安慰或表达我们的态度和感受，尊重患者，放下我们已有的想法与判断，用心去体会他的感受、需要和请求，鼓励患者发泄，对患者提出的担忧可以表达我们的理解，来帮助患者了解我们在何种程度上明白了他的意思，交流过程中要保持持续关注，尊重个体的诉求，为患者的充分表达创造条件。

家属与医务人员沟通。家属与医务人员的关系是医患关系的重要组成部分，家属与医务人员的有效沟通，可让患者感觉到被关注，增加安全感与治疗信心。同时有效的沟通与交流，可促进患者更好地及时接受肿瘤科医生、姑息治疗专家、精神科医生或心理治疗师等给予的帮助，有助于情绪管理，减少自杀念头的产生与不良事件的发生。

自杀风险评估。自杀风险与敌对、无助、依赖性高，以及刻板印象的人格特点相关，可主动询问患者，了解患者的自杀风险，询问患者是否规划或期盼未来的蓝图，可帮助提供信息。可询问患者是否知道自杀会有何结果？采用何种方法？什么时候会这样做？很多人认为，提及自杀会诱导他人轻生，这其实是一个误区。询问关于自杀的问题，并不会增加一个人的自杀风险。相反，我们应该勇敢地面对它。事实上，有自杀企图的人与别人说起这一想法后，其焦虑程度会有所缓解，这反而是一种压力的释放。

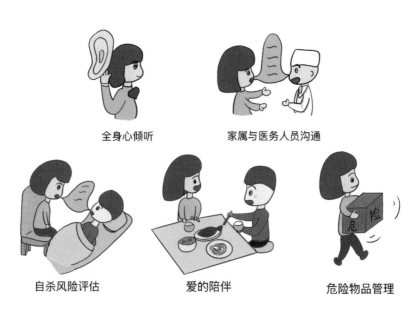

全身心倾听　　　　　家属与医务人员沟通

自杀风险评估　　　　　爱的陪伴　　　　　危险物品管理

　　爱的陪伴。患者最大的担忧就是成为他人的负担，自杀意念的强度是上下起伏的，很多试图自杀或实施自杀的人死前都犹豫不决，挣扎着要不要自杀。居家日常护理与关心、帮助是他们最重要的支持，家人的陪伴会给痛苦中的患者带来勇气和希望，在家人的陪同下，鼓励患者做一些力所能及的事情，或陪伴其加入一些兴趣活动及癌症康复俱乐部等，激发患者对生活的热情和面对疾病的信心。对于有轻生想法的人，在经心理健康专业人员的评估之前，避免独自一人在家及独自外出，防止意外事件的发生。患者也可以随时拨打心理援助热线，请求专业人员的心理疏导，降低自杀风险。

危险品管理：通过与患者的交流，如果发现患者有自杀念头，尽可能地将家中可致命的危险品撤离，如药品和尖锐器具等。

79. 我的亲人肿瘤已经完全切除，也经过了系统的治疗，但是她每天忧心忡忡担心复发，我该怎么办？

肿瘤的治疗与康复是个漫长的过程，部分肿瘤患者在治疗结束或告一段落后担心和不安会增加，害怕复发和转移。忧虑是焦虑的特定类型，肿瘤患者在含有不确定因素的情境中，会反复思考那些令人恐惧的结果，外界的病友出现复发、转移等，会引起患者内心的情感共鸣，而医生不能给出不复发的保证，导致患者内心的忧虑。忧虑的倾向常常无关乎所面对的事情本身，习惯性的忧虑者的根本之问是"如果……怎么办"。肿瘤患者频繁的忧虑常常伴随着肌肉紧张、易怒、睡眠困难以及心烦意乱，忧虑是广泛性焦虑障碍的核心特征。

一、学习疾病相关知识

对未来的不确定感让患者感到无助与苦恼，身体上的不适、疼痛等都会让患者草木皆兵，误以为是复发的信号，家属应正确引导患者走出这个复发的阴影，可以让患者参加各肿瘤专科

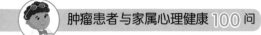

医院的健康课堂、专家咨询、正规科普知识学习，从关键点预防复发，充分了解所患疾病的特点，定期复查，可减少转移、复发的风险，或发现微小病灶，如果复查没有问题，就不要过分担心，应该把注意力放在提高生活质量上。

二、接纳现实

复发和转移的风险，是不可能完全避免的，没有复发迹象处在康复期，患者应该好好考虑自己应该做什么，可以从身心方面做准备。身体上，可以坚持运动，合理锻炼，规律作息，科学饮食，保持良好的生活习惯。心理上，要保持平和开放、乐观积极的心态。身心状态保持良好，复发与转移的可能性就会降低。如果复查真的有转移复发，应尽快看专科医生，积极与医生讨论并制订治疗方案。

三、正念癌症康复

构建积极的心态与行动进行康复锻炼，不要把精力与时间花费在担心复发转移上，正念癌症康复练习，可有效缓解癌症患者及家属的心理压力，减轻焦虑和抑郁，提高睡眠质量，调节神经内分泌系统，增强免疫系统功能，有效支撑癌症治疗与康复，全面提升生活质量。具体做法如下。

1. 守护之光

专注地坐好，背部挺直，身体放松。闭上眼睛，轻柔、和缓、专注地呼吸三次。

想象在你两眉之间，有一束闪亮的白光。呼气，释放出光芒，好像它在你周围形成了一个保护圈。现在你看到在你喉咙之中，有一道红色光束，那是勇气之光。呼气，勇气之光围绕在你的周围。最后，你看到在你的心里，有一道蓝色光束，那是平静之光。将平静之光发出，让它围绕在你的周围，形成了第三道保护圈。

花一些时间，感受这三道保护圈围绕着你，感觉这种安全的感觉。带着这种安全感的感觉，开启你的一天。

2. 爱心冥想练习

选择一个放松舒适的姿势坐好。不用强求某种事或某种状态的发生，也不用刻意制造超乎寻常的爱的感觉。只需要放松、放下，舒适地坐好。想象着你身处一个空旷开放的原野，正在有意识地播撒着爱心的种子。

首先对自己敞开心扉，将爱心、友善、仁慈发送给自己。考虑到自己在癌症经历中遭受的痛苦和折磨，那么就请真心祝愿自己走出这段经历，并感到快乐和完整。

经典的爱心冥想练习用语："愿我远离危险，安全地生活。愿我快乐，愿我健康，愿我生活自在。"以此为模版创造适合自己的语句。反复重复这些语句一到两次之后，保持一小会儿的静默。

下面将你的爱心和愿望发送给你的"恩人"。一位曾经真心对你好，慷慨地帮助过你、关心过你，一位让你感到自己有

充分的信心和能力去爱、去给予和感受世界的人。祝愿发送给
他或她。"愿你远离危险，安全地生活，愿你快乐，愿你健康，
愿你生活自在。"反复重复这些语句一两次之后，保持一小会
儿的静默。

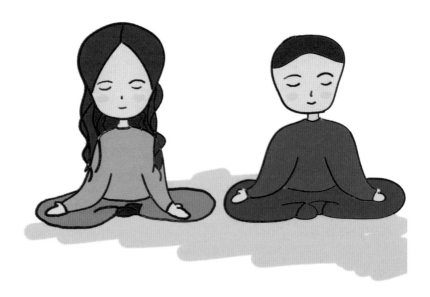

接下来，将你的爱心扩展到一位你爱的人，一位你深深地
珍藏在心里的人。然后将你刚才发送给自己和恩人的祝愿发送
给他。"愿你远离危险，安全地生活，愿你快乐，愿你健康，
愿你生活自在。"反复重复这些语句一到两次之后，保持一小
会儿的静默。

接下来我们要发送爱心给那些"中性的人们"，即那些你
既不很喜欢，也不讨厌的人，将你的爱心发送给这个人，祝他

快乐、自由，拥有爱和喜悦，"愿你远离危险，安全地生活，愿你快乐，愿你健康，愿你生活自在。"反复重复这些语句一到两次之后，保持一小会儿的静默。

你也许觉得应该停止了，但是如果你愿意继续，下一位发送爱心的对象将是一个你觉得难相处或给你的生活带来巨大痛苦的人。这样做是为了认识到我们共同拥有的脆弱和我们作为这个世界上的万物众生之一所具有的内在连接。

最后，让我们把这份关系和爱护发送到这个世界的众生："愿众生远离危险，安全地生活，愿你快乐，愿你健康，愿你生活自在。"

爱心冥想练习用于自我疗愈，是从整体角度出发的一种身心健康的状态，是整个身体和心灵统一、健康、和谐不可分割的状态。

3. 正念瑜伽（躺式瑜伽）

（1）从休息姿势开始。

（2）手臂伸展举过头顶，同时脚跟向远方蹬，伸长和拉伸整个身体。

（3）骨盆摇动。呼气的时候，将后腰贴地面，摇动尾骨，收缩小腹。

（4）吸气的时候，向脚的方向推动骨盆，后腰离开地面，小腹隆起。

（5）大腿贴近胸口，双手搂住双膝盖，身体蜷成一个球，

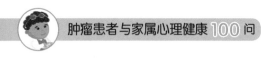

左右轻轻摇动双膝，放松背部肌肉。

（6）猫式伸展。身体摆成四脚桌子的姿势，肩膀在手腕的正上方，膝盖在髋关节的正下方，后背和地面平行。

（7）吸气时，背向天空拱起，低头看肚脐。

（8）呼气时放松脊背，腹部向下落，抬头看天并翘起臀部。感觉到从尾骨到颈椎像一条曲线在波浪起伏，随着呼吸，反复几次这样的运动。

正念瑜伽建议在冥想练习之前练习，可以让身体活动开，有助于冥想练习，癌症患者治疗过程中手术、化疗、放疗会引起身体的改变，练习过程中，根据身体情况循序渐进地进行练习，可根据个人情况增加更多瑜伽动作，或者创造个性化的瑜伽序列。

80. 我的亲人得了癌症，心情非常不好，家里处于很压抑的氛围，如何缓解家里人的情绪？

1.癌症是一个家庭事件

家庭中任何一个成员患癌都可打破原本稳定的家庭结构和功能，紊乱的家庭会影响其家庭成员的生活质量。发展心理学家认为，家庭每个阶段都有一些问题有待解决，如果想要顺利度过家庭生命周期的各个阶段，家庭成员就需要尽力担负起各自在各个阶段中的责任，有效缓解家里人的情绪，找回幸福家庭。这意味着生活满意度与情感是平衡的状态，幸福是理性生活与感性生活的融合，是"蜜泉"与"清凉剂"混合的和谐生活，幸福需要学习，幸福需要被提醒。

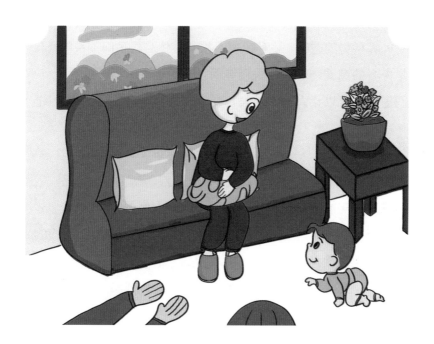

2. 家庭和伴侣疗法

癌症患者的家人是同样需要被关怀的群体，患者病情的不同阶段，家属所承受的心理压力是不同的。肿瘤相关的心理痛苦一般不仅限于患者本人，通常还会影响患者伴侣及其家属。同时针对患者及其家属的心理社会干预措施能够更有效地减轻心理痛苦。伴侣疗法能够提高前列腺癌患者及其伴侣的适应能

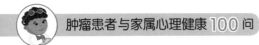

力和问题应对能力，并改善双方关系。此外，为患者及其伴侣提供情感专注疗法，能够有效改善其婚姻状况。

3. 理性情绪疗法

情绪是每个人身上的神奇力量，是伴随着认知过程产生的对外界事物的态度，是对客观事物和主体需求之间关系的反应，是内心的感受，可以让人精神焕发，可以让人冷静理智地处理问题，也可以让人暴躁易怒，是以个体愿望和需要为中介的一种心理移动。

家庭是一个复杂的系统，遭遇癌症事件，绝大部分注意力会集中在一个人的身上，面对家庭压力，家庭成员会产生负面情绪，恶劣的情绪会产生连锁反应，对家庭关系与健康造成影响，因此情绪管理尤为重要。先处理心情再处理事情，家庭成员要运用理性思维，放弃"非黑即白"的思维模式，在黑与白之间，才是七彩缤纷。亲人患癌症后，家庭成员要有明确的思维方向，有充分的思维依据，能对事物和问题进行观察、比较、分析、综合，要重视个人的意志与理性选择的作用，强调人能够"自己救自己"，我们可以做自己压力的主人，营造理性和谐的家庭氛围。

4. 自我接纳法

自我接纳是个体对自我一些特征采取的积极的反应。癌症患者家庭关系中，所有家庭成员都有不同程度的压力，无论是患者还是家属，对待压力最好的办法就是接纳和正视压力，有了理性思维后，正视情绪的存在是正常的，所有的情绪都是有意义的，我们可以接纳完整的自己，也可以允许自己有正性及负面情绪。遇到愤怒，可以表达愤怒；遇到悲伤情绪，不要藏起来，应表达出来。接纳自己的优点及缺点，不骄傲，不自卑，接纳自己的过去和现在，接纳自己所遇到的一切，感恩遇到的一切。

真正有害的，从来不是压力本身，而是我们认为"压力有害"的想法，接纳我们所有的情绪，快乐在提示我们珍惜，恐惧提示我们保护，焦虑在提示我们重视，愧疚在提示我们行动，悲伤在提示我们怀念，压力在提示我们反弹，痛苦在提示我们改变，情绪是人最根本的动力和能力，它是我们的朋友而不是敌人。

5. 聚焦解决法

漫长的抗癌路程里，肿瘤患者家庭会面临各种问题与困难，如不及时进行沟通协调，会引发家庭成员之间不和谐的情感体验。可定期举办家庭会议，加强沟通，许多压力问题，在说出来时就可能消失或减弱了。聚焦解决法第一步，目标架构："你想要的目标是什么？"第二步，例外架构："这个问题什么时候不发生？""你想要的这个目标什么时候出现过？"第三步，假设解决架构："假设你的问题解决了，你和现在相比会有什么不一样？"不要去聚焦问题的本身，聚焦于问题的解决。

6. 幸福的方法

克劳狄说自然界给了每一个人幸福的机会，人们都知道，却不知如何得到它。癌症给我们带来了什么？是好的还是坏的？大家各自回顾家庭成员确诊癌症以来，家里所有人发生了什么？我们会发现生病了才知道生命的可贵；不用上班，有时间做自己想做的事；生活习惯改变了，早睡早起，开始运动了；家人之间说话语气温柔了；婆婆帮忙带孩子了；老公戒烟了；等等，这是一系列癌症带来的"好处"。在日常生活中，在陪同抗癌治疗中，请经常对自己或家人说积极"口头禅"：好极了！真不错！我（你）能行！没关系！这不算什么！别担心太多！没什么大不了的！其实，这事没这么可怕！再试试！一切都会好的！

幸福无处不在，幸福没有绝对答案，关键在于你的生活态度，幸福不在远方，不在梦里，就在我们身边，在我们的努力、关爱、期待里！

81. 我的亲人是肿瘤患者，他经常上网查肿瘤的知识，整夜失眠，这种情况该如何帮助家人调整休息和睡眠？

1. 失眠的成因

恶性肿瘤是一个应激事件，患者对疾病担心，对未来烦恼，对失去健康悲伤，对生活失控恼怒，食欲不振，精神不佳，常常想到患病、死亡、治疗及其不良反应，产生社会角色困扰，常伴有睡眠障碍，这些不安、恐惧、担心实际上是焦虑情绪的表现，通常在 15 天内逐渐减轻，随着病情的进展和治疗措施产生的副作用，加上对疾病认知不足等，患者睡眠障碍可能会进一步恶化。睡眠障碍不仅会导致机体的免疫功能下降，影响生存质量，还会导致治疗效果不理想、治疗中断。失眠是肿瘤患者最常见的睡眠障碍，也是仅次于疲乏的肿瘤患者第二大常见症状。

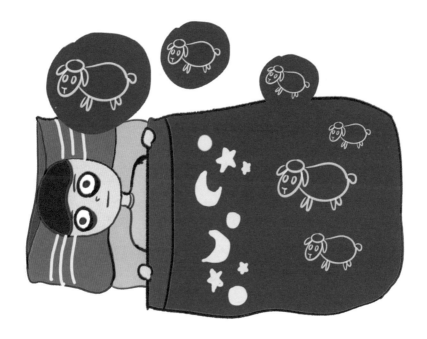

2. 你是否患上失眠症？

通常来说，失眠症是指持续的睡眠紊乱（至少 1 个月），并伴有其他问题。换言之，失眠症就是指睡眠问题已经导致压力过度，甚至扰乱了日常活动。对于失眠症的诊断，需要参照夜间与日间的双重诊断标准，且各症状必须持续至少1个月。夜间诊断标准包括难以入睡及难以保证持续睡眠，并且早上醒来产生没有休息好的感觉；而日间诊断标准则包括对低质量睡眠的过度顾虑和压力感，以及其他有关低质量睡眠的不良后果。低质量睡眠的不良后果包括极度疲乏、焦虑及抑郁心境、疼痛感、注意力难以集中等。

3. 了解你的睡眠质量

为了了解你与他人失眠症状的异同，请回答以下问题，在量表给出的评级中，选出最符合你过去1个月睡眠状态的选项。

（1）对你现在的失眠问题严重程度评级：

失眠类型	严重程度				
	从不	轻微	中等	严重	非常严重
入睡困难	0	1	2	3	4
持续睡眠困难	0	1	2	3	4
醒得过早	0	1	2	3	4

"持续睡眠困难"的意思是一开始睡着以后，会在半夜醒来而且很难继续入睡，但最终还是能够睡着。

"醒得过早"的意思是，在自己想要起床之前醒来，且无法再次入睡。

（2）你对自己现有睡眠模式满意度：

非常满意	满意	基本满意	不满意	极其不满
0	1	2	3	4

（3）你认为自己的睡眠问题，在何种程度上影响到了你的日常生活（比如说日间的神态状况，处理日常琐事的能力、注意力、记忆、情绪等）？

完全不	一点点	有时候	常常	很严重
0	1	2	3	4

（4）你觉得自己因睡眠质量下降导致生活质量下降的事情，在多大程度上被他人所觉察了？

完全不	一点点	有时候	常常	很严重
0	1	2	3	4

（5）你对自己的睡眠问题产生了多大程度的担忧或焦虑？

完全不	一点点	有时候	常常	很严重
0	1	2	3	4

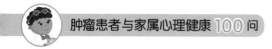

将每道题的得分加起来，就能得到你的失眠严重程度指数。

得分	严重程度
0 ~ 7	没有患上失眠症
8 ~ 14	失眠症状轻微
15 ~ 21	中度失眠症
22 ~ 28	重度失眠症

大部分达到失眠症诊断标准的人，其得分都在 15 分以上，经过一系列策略改善可以减少至 15 分以下，但有些人改善策略后的失眠指数依旧保持在中度与重度水平，则可能有其他原因或者睡眠障碍，最好的解决方法便是向专业睡眠治疗人士求助。

4. 放下对疾病问题的过度关注

癌症患者对疾病的过度关注，是对心理上的一种暗示，对痛苦的内化，会带来无尽的痛苦。不同的恶性肿瘤都有自己的特点及不同的治疗方案，转移和复发的特点也不一样，要充分了解自己所患肿瘤的特点，正确获取疾病相关知识。一定要保证信息的科学性，可以针对自己的病情咨询相关专业的专家，也可以通过线上平台参加国内各肿瘤专科医院的健康大讲堂，还可以购买专业出版社出版的抗癌科普书籍进行学习，再就是可以关注中国抗癌协会各专业委员会抗癌科普知识等。可以和自己的主管医生一起讨论病情，共同商量最佳治疗方案，收集与疾病相关的信息是将心理痛苦外化的过程，主观上让自己与癌症产生一定距离，重新审视疾病，建立抗癌信心，心理痛苦也随之减轻。

5. 接纳无法改变的现实，正视健康生活习惯

面对突如其来的癌症，患者要面对许多实际问题，如手术导致器官的缺失、放化疗的副反应、家庭经济问题、形象紊乱、丧失劳动力、丧失生活自理能力等，得了癌症还要面临转移、复发的风险等，这些都让人无法接受，"境随心转，福随心转"，关键是采取什么样的态度来对待这一切，面对挫折和不幸的时候，要想清楚这件事产生的最坏结果是什么？是否可以改变，如果不能改变，那就准备接受它，再设法努力改变自己，争取避免最坏的结果。可以询问那些抗癌明星是如何与癌症作斗争的，包括心理、治疗、饮食、运动等，利用榜样的力量激发自己与疾病斗争的勇气，行动起来，制订幸福目标。尽管疾病缠身，尽管抗癌是个持久战，但"活着"可以看见阳光，有亲人陪伴，有朋友关心，这就是快乐。

6. 改变干扰睡眠的行为习惯

（1）增强睡眠驱力。尊重自己身体的当前状态，根据身体反应来决定花多少时间在床上。

（2）积累睡眠驱力，提高睡眠质量。首先是缩短待在床上的时间、上床睡觉时间不要比往日早，在感觉很困的时候再

上床，设置固定的起床时间，尽量不要打盹，在睡眠驱力慢慢增加、睡眠质量慢慢改善之后，再缓慢增加躺在床上的时间，你待在床上的时间要和你自己需要睡眠的时间相匹配，顺其自然才是良方。

（3）延长睡眠时长。运用上面的方法 1 ~ 2 周后，一到睡眠时间就困得不行，夜间的时间几乎完全处于睡着状态，白天感觉精力不够，睡意逐日增强，就意味着治疗方案起效，就可以将上床睡觉时间提前 15 分钟，起床时间挪后 15 分钟，新的作息时间需要使用至少 1 周后，再决定睡眠时间可不可延长。

（4）消除来自观念的阻碍，对失眠患者而言，严格控制待在床上的时间这种方法看上去比较反天性，但这确实是一种高效而经得起考验的技巧。

（5）建立规律生物钟，睡觉时间和起床时间的不规律，特别是起床时间的不规律，对优质的睡眠危害极大，过度长时间待在床上，会使睡眠驱力减少，肿瘤患者身体易疲乏，可根据自己的睡眠需要时间进行调整。

7. 改善睡前思维过度活跃的 5 大策略

（1）离开卧室。建议在没办法睡着的时候离开卧室，同样，在挣扎于思维活跃时也立刻离开卧室。

（2）数绵羊。心理学家将这种现象叫作语言循环。

（3）认知转移。将多余的想法挡在脑内循环以外的关键点在于，寻找更为有趣的想法来占据脑内循环空间，认知转移就是数绵羊方法的一个更有趣的替代品。

（4）营造一段心理平和期。睡前 1～2 小时可以泡澡，进行正念冥想、放松训练等，避免担忧肿瘤疾病问题使心理活动过于活跃，规避心理和情感上的精力耗费。

（5）"有益的"担忧。将睡前一段时间留出来，作为活跃的日常需求与休息睡眠时间的分水岭，是非常重要的。你可以在晚间比较早的时候（睡前至少 2 小时），花 15 分钟来做个练习，先将一张纸折成两半，一半写上"你的担忧"，一半写上"解决办法"，找到那些最可能在睡觉时间让你睡不着的问题，写在"你的担忧"下面，再思考解决这些问题可以做些什么，写在"解决办法"下面，这里要注意的是，无须一定要写出最终解决办法，将担忧表格折成两半，放在床头柜上，睡觉时间前都不必在意它，到睡觉时间，如果开始担忧了，要告诉自己，你已决定采用自己能想到的最好的解决方案去处理这个问题，告诉自己，今晚做了那么多事情，很累了，可以明晚再考虑这件事情。

8. 正念练习

认知行为疗法是一种关注问题解决的心理治疗方法，旨在迅速减轻患者症状并提升幸福感。认知层面聚焦于对功能不良思维模式的改变，行为层面重点在于帮助个体发展功能良好的行为，是以正念为基础的治疗。正念是指带着善意与耐心，专注于觉察自己与外界在当下发生了什么。短语"心猿"指的是

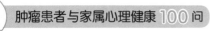

感到躁动不安、注意力涣散。正念练习的目标就是平息"心猿"的聒噪。

（1）呼吸之间。

在任何一天，任意时间，你都可以轻柔、和缓、专注地呼吸，静观生命的运动。

呼吸会帮助你停顿下来，看看自己在哪，以及当下发生着什么。

你永远不会回到过去，或去到明天。你只可能存在于现在。如果昨天的一些事情使你烦恼，那么现在就关注一下你对这件事的想法或感受。你可以继续想着它们，或者放下它们。

吸气、呼气。让昨天的记忆慢慢从心中飞走，逐渐消失。请专注于此时此刻。

如果明天的一些事情使你担忧，那就提醒自己，你只能改变现在正在发生的事情，而明天的事情还未发生。

（2）有张有弛。

躺在垫子、毯子或床上。闭上眼睛，轻柔、和缓、专注地呼吸。

把注意力放在你的双脚上。扭动你的脚趾，想象它们闪着金光。收紧脚部的肌肉，坚持一会儿，然后放松。

将你的注意力向上移动到腿部。现在腿部闪动着金光。收紧腿部肌肉，坚持一会儿，然后放松。

现在想象这道金光沿着你的身体，向上流动至各个部位。

慢慢收紧闪动着金光的肌肉，然后放松腹部、手臂、肩膀、脖子和面部，每次一个部位。

完成练习后、轻柔、和缓、专注地呼吸三次，感受身体陷入下面垫子、毯子或床的感觉。如果现在到了入睡时间，就让自己慢慢睡着。

9. 正念练习常见问题

（1）在练习中精神不集中怎么办？

在进行这些练习时，你可能会想很多事情。这是正常的情况。你无须试阻止这些想法，而是要放松下来，并将你的注意力集中于呼吸、声音、身体感觉或头脑中的画面。

（2）如果我觉得无聊或沮丧怎么办？

在进行这些练习时，如果觉得无聊或沮丧，这完全没有问题。你正在学习如何训练自己的头脑，请对自己友善一点。也请记住，你的每次练习都会是不同的，因为生活总是瞬息万变。

（3）如果我感到身体不舒服怎么办？

在进行这些练习前，觉察身体的感觉。这样可以增强你的内在觉察力。一旦你感到疼痛，就立刻停下来。你和你的照料者总能知道什么对你来说最好。无论你怎么练习，你都可以通过关注自己身体的移动来增强正念觉察力。

82. 家人患癌常常对自己失望，我怎么做才能让他重拾对自己的信心？

患癌后人们往往会感到对生活失去控制，由于已经体会到癌症治疗过程中的各种痛苦，还有需要面对未来不可控的因素，因此总是用消极的眼光看待事物，觉得自己不管做什么治疗都治愈不了癌症，对未来绝望，久而久之，会形成习得性无助，如何将患者的习得性无助转变为习得性乐观，如何让自己成为那个乐观的人呢？有以下几种方法可以尝试。

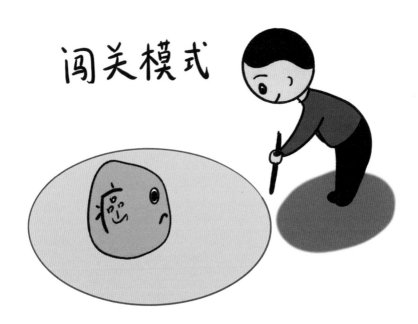

1. 现状外化

通常情况下，患者得知患癌后，常常把自己和疾病混为一谈，使人与疾病没有边界、模糊不清，人与癌症混为一体。外化就是把人和问题分开，也就是把患者和癌症分开，可以用打比方或拟人化的方式给现在这种导致自己失望的现状命名，让问题具体化，聚焦在问题上，而不是聚焦在疾病上，通过对疾病的审视来明确癌症的状态，增加对疾病的掌控感，树立战胜癌症自信心。

2. 习得性乐观咒

决定一个人是悲观还是乐观，在于解释问题与挫折时所采取的归因方式。乐观的人对已经发生的事件进行解释时，对好事件作持久的、普遍的和个人的归因，而对坏事情作短暂的、具体的和外在的归因。

带癌生存期间，遇到困难、痛苦或不好的事情时，就念这三句"咒语"。

第一句乐观咒语："这不是常态，过一段时间就会有改变，我们看看再说。"

第二句乐观咒语："天塌不下来，你死不了，只是现在需要继续完成治疗，治疗完成了就好了。"

第三句乐观咒语："不光是我，每个人这辈子都会遇到生病的事，要允许自己经历普通人都会经历的事。"

3. 表达感恩：每天记录 5 件值得感恩的事

什么习惯让你更幸福呢？你希望生活发生什么样的改变？改变是困难的，肿瘤患者面对消极的情绪，与其强化自律性，不如养成固定的习惯。研究表明，每天把那些值得感恩的事记录下来的人，确实身体更健康，内心更幸福。感恩有诸多益处，能增强免疫力，减少身体各处疼痛，提高睡眠质量；也能够减少孤独感，构建积极关系，增加积极情绪。

操作方法：多关注美好积极的一面。每晚入睡前，回想自己的一整天，做了哪些事情值得感恩？

这些事可大可小，从多吃了几口苹果到与一个病友畅谈，从今天多了几次微笑到完成正念冥想，用笔记下五件小事，如果每天都写，你可能会重复列出一些事情，这很好，重点是，在重复之余，为了让你的情感体验保持新鲜，请在每一次把它们写下来的同时，去想象当时的体验与感受，当感恩成为一种习惯，我们会更珍惜生活中的美好时刻，不会把它当作理所当然。作为家人或者亲密关系者，可以陪同练习，共同表达对生活的感恩可以让彼此的关系更加亲密、和谐。

4. 欣赏式地探索

全然地接纳自己，回顾自己的人生经历，探索出曾经优秀的自己，写出自己做过的那些受到了称赞的事情，写出自己如何克服困难达到目标，可以挖掘自己擅长的方面，迁移到当下，构建美好的未来蓝图，再付诸行动，做一个积极向上、有理想、有目标的人。

5. 靠近乐观积极的人

可以报名参加兴趣班，培养自己的兴趣爱好，让自己充实起来，也可以加入癌症康复俱乐部，和坚强勇敢的抗癌明星在一起，让自己尽可能受到好的影响，而不是满腹抱怨或将自己孤立起来。

6. 赞美与认可

在患者努力向上积极改变的过程中，作为亲属要对他积极的表现予以认可，可以制作形式多样的奖励与鼓励，让他感受到他的生命故事被关注、被认可，增加其对美好生活的憧憬。

三、治疗过程

83. 肿瘤患者在患病的过程中心理可能会经历哪些变化，我在了解后应该做些什么呢？

大多数人面对突如其来的癌症，会感到彷徨不安和不知所措，心情混乱，情绪起伏不定。心理上需要承受许多压力，会经历以下心理难关，作为家人可以从以下方面帮助其渡过难关。

1. 否认期：不愿意接受现实，极力否认

癌症诊断的 2 周内，通常临床上称为"情绪的休克期"，患者会震惊，震惊后最常见的反应是难以吸收新信息，极力否认、怀疑医生的诊断是否正确，各种担心、委屈、焦虑、抑郁等负面的情绪都可能出现。有的人认为是医生把检查结果弄错了，照常地工作和学习；有的可能出现食欲缺乏、睡眠困难、注意力难以集中和难以维持日常生活，有的人产生恐惧癌症和死亡的心理状态。这些否认、猜疑和恐惧的表现，是人的一种心理防御策略，对于大多数人，这些症状会在 7~10 天消失，有的人需要更长的时间。

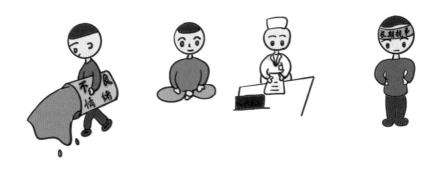

2. 委屈与愤怒

患者对诊断结果确定不疑后，所有的心思都会集中在与疾病有关的事情上。否认、猜疑的情绪逐渐消失，恐惧成为主要的情绪。体质较好、较年轻的患者易出现委屈和愤怒的情绪："为什么得肿瘤的人是我？"患者自我总结患癌的原因，容易对他人心生怨怒，内心充满委屈与愤怒，愤怒可以掩饰恐惧或悲伤的情绪。可能把一切不满发泄到亲人、医生或护士的身上。有宗教信仰的人，也可能对上帝或神感到愤怒。作为家人，要鼓励患者把不良情绪宣泄出来，陪伴患者获取医疗及社会支持，鼓励患者学会爱自己，珍惜拥有的一切。

3. 协议期：内心相对平静

此时患者已从心里接受了肿瘤这个事实，在接受规范的治疗和了解疾病的相关知识后，会采取乐观平和的心态面对疾病及治疗，心情会渐渐平静下来，这个阶段也是患者治疗依从性最好的阶段。治疗期间，疗效是每个病友和家属最关注和担心的问题，通常是焦虑伴随着希望的复杂心理状态。患癌症后，会懊悔自己以前没有注意身体，非常自责，有的人会整天给自己开"批斗会"。昂贵的医疗费用及化疗等治疗引起的血象降低、脱发、呕吐会让患者和家属忧心忡忡。此阶段可以进行冥想训练改善预期性的恶心呕吐，通过专注心智，积极地想象达到一种比较深的放松状态，可以在医生的引导下进行，也可以在家通过手机或电脑软件上的录音进行练习。

4. 抑郁期

治疗疗程漫长，病情反复易导致心情抑郁，抑郁状态的肿瘤患者情绪以悲伤、易怒、担忧为主，家属应认真聆听患者的倾诉与患病体验，不批判，不指责，可以把患者的倾诉用自己的语言表达出来，向患者表达爱，表达支持与鼓励，引导患者从积极的角度正视癌症，适应"患者"角色，不断调整自己，调整自己对疾病的不良认知，从心理上让自己快乐。如果不能很好地控制这些负面情绪，悲伤反应不能及时被调整，则可能发展为抑郁症，表现为持久的情绪低落，兴趣减退或丧失，终日高兴不起来，愉悦感缺失，无法用积极的心态面对疾病及治疗，或整日被负面的想法纠缠，感到悲伤，恐惧无助，食欲紊乱，睡眠障碍，注意力不集中，对未来感到悲观失望，甚至产生放弃治疗或轻生的念头，需及时寻求专业的心理／精神科医生帮助，必要时启用抗抑郁药物治疗。

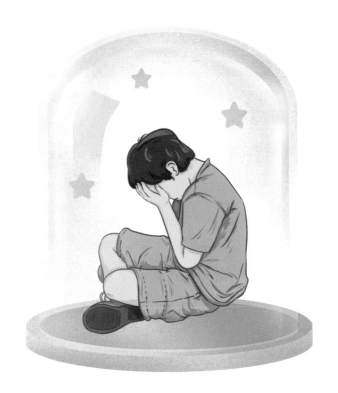

5. 恐惧和不安

得知患癌后患者的主要情绪反应是恐惧，大多数人认为癌症等于死亡，死亡是未知的，我们因"未知"而恐惧。身体的残缺、治疗的副作用、尊严的丧失、疼痛，对疾病治疗方案信息的担忧，工作被影响及治疗所需要的巨额医药费，会让患者觉得一切都失控了，看不到未来，无法想象今后的日子该怎么活下去。此时需要正确认识癌症，获取权威医学信息，癌症不等于死亡，癌症被视为一种慢性病，需要坚持不懈地长期抗战，癌痛会显著降低患者的生活质量，不要盲目地悲观，癌痛是可以控制的。关于治疗费用，可根据家庭经济状况选择合适的治疗地点与治疗方案。

6. 接受期

经过内心的反复挣扎，患者心境越来越平和，能够接受肿瘤的最终结局，此阶段，尊重患者，及时地告知病情，让患者在生命的有限时间里，做自己想做的事，见想见的人，此生不留遗憾。肿瘤患者家属可以根据患者身体状况，陪同其旅行，走进大自然，呼吸新鲜空气，感受生命的活力；可以鼓励其参加抗癌俱乐部，开启幸福新生活，让相同经历的人走到一起互相支持，互相鼓励；还可进行"生命回顾"，回忆并写下自己的故事，写家庭史、自传等，重温美好的记忆和体会癌症带来的"好处"，带着感恩之心去重建未来；还可以做一名快乐的抗癌志愿者，助人自助。

84. 患者好像在疾病不同时期表现出的情绪会有差别，我们家属应该如何发现情绪变化并做些什么呢？

家属在肿瘤患者治疗过程中扮演着重要角色,家属应对患者要有足够的耐心与细心,用其永恒的爱心与同情心给患者希望和勇气,同时对于患者情绪变化要给予尽量的支持和包容。在发现患者情绪变化时,家属应该首先调整自己的心态,理解患者的体验,用自己积极乐观的心态感染鼓励的患者。再次,当情绪以及病情发生变化时,要选择正规专业的医院治疗,切勿耽误病情,同时家属也要加强自身情绪管理,学习相关肿瘤知识,掌握常见肿瘤医学的护理技能,对于病情

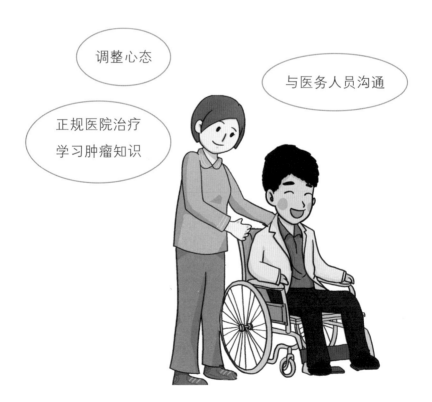

调整心态

与医务人员沟通

正规医院治疗
学习肿瘤知识

导致患者情绪变化做到心中有数，有一定的处理技巧。最后，也是最重要的，家属一定要充分相信并配合医生治疗，当发现患者情绪变化时，应和专业医护人员交流沟通，了解治疗安排，协助医护做好相关准备以及善后工作，参与到治疗过程中，一起战胜病魔。

85. 治疗后家人病情出现新的问题，每次来医院复查或看检查结果时，总是忐忑不安，我该怎么办？

首先，患者家属应自己积极调整心态，充分了解并认识疾病的转归过程以及预后，自己始终要保持乐观积极的心态，试想如果自身忐忑不安，郁郁寡欢，那么患者更不可能乐观对待结果。其次，即使看到结果不理想或疾病进展，也不要自怨自艾，一定要劝说患者到正规、专业的医院就诊治疗，以免延误最佳治疗时机。最后，看到结果应第一时间向医生咨询，面对

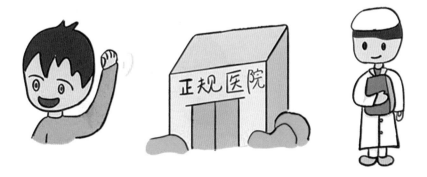

医生的治疗决策以及下一步安排，要充分配合，对于不了解及有困惑的地方，也要和医生及时沟通，争取配合医生的治疗方案，积极准备，帮助家人调整好心态面对治疗，与医院、患者一起携手对抗病魔。

86. 患者常见心理问题有哪些，家属在每个阶段应做些什么？

肿瘤患者与普通急慢性病患不同，他们大多存在各种心理情绪，比如恐惧、悲观抑郁、焦虑、愤怒、暴躁、自私等，加之长期忍受病痛折磨，常产生异常行为。常见的心理阶段包括：体验期，此时家属应与患者建立充分的信任，提供支持，并表达情感上的安慰与关心。怀疑期，患者对结果极力否认，家属应理解患者表现，采取适合的个体策略，让患者首先倾诉，维

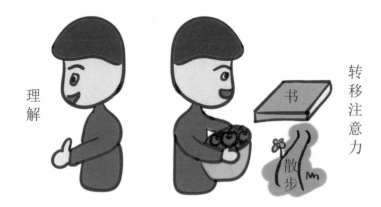

护其自尊，满足治疗方面的需要与自我需求，提供患者的精神力量。恐惧期，当患者认识到既成事实的结果无法改变时，会产生一系列恐惧和痛苦，家属应多给予患者陪伴、安抚以及心理支持，让患者最信赖的人陪在身边，同时尽量满足患者精神要求，多提供充满未来希望的信息，与患者制订下一步生活希望，使患者对未来仍有期待。

87. 患者因为治疗过程中出现副反应而抗拒治疗，该如何安抚患者情绪，让他配合治疗？

首先，患者应积极调整心态，了解到目前的现实，虽然现实残酷，当对于既成事实的事情无法改变，与其闷闷不乐，抱怨命运，不如乐观向上，与病魔斗争，拥有一个好的心态也有利于疾病康复。其次，家属应有同理心，对于患者因副反应或其他原因带来抗拒治疗的心理和表现应充分理解，表示对患者情绪体验感同身受，安慰鼓励患者，切不可因此放弃治疗，耽误病情，只要有一线治疗希望，也要积极配合，这些不良反应只是暂时的，阴霾终究会过去，疾病终能克服。最后，让患者尽量转移注意力，帮助患者分散精力，想些开心、值得回味的事情，生命中还有很多值得我们去期待与等待，想想自己的爱人、亲人，那些想做的事情，珍惜身边每一位值得珍惜的人。也可以选择放松训练、正念冥想等方式减轻身心不适。同时一定要积极面对治疗，战胜疾病。

 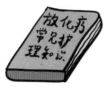

88. 治疗计划会带来什么副作用，家属如何做好思想准备？

　　治疗计划的实施会带来多方面的副作用，比如化疗导致消化道反应，患者呕吐、食欲下降、腹泻、便秘、脱发、体重下降、色素沉着等等；放疗导致患者疲乏、皮肤放射性损伤，骨髓抑制导致易出血、感染等一系列皮肤黏膜破溃反应等。家属应充分理解并和医生沟通，了解疾病治疗可能出现的身体、心理反应。应保持乐观、积极心态，与医生沟通，了解可能出现的并发症与应对手段，充分配合医护人员，与患者共克病魔。在护理方面，也要了解一些肿瘤放化疗常见护理知识，做到心中有数，自己不慌不乱。

　　在肿瘤患者日常护理中，应尤其注意营养搭配，根据治疗安排保证足够并且合理的营养安排，在心理护理方面，也要鼓励安慰患者，告知其生活中有意义、高兴的事情，鼓励患者坚持完成治疗。

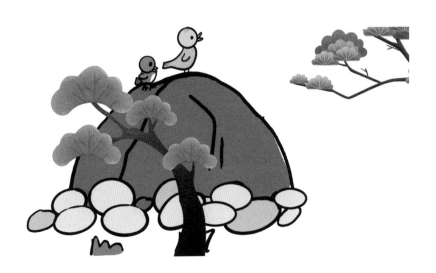

89. 化疗时目睹亲人因治疗引起不良反应，一方面因不忍心看到自己的亲人受痛苦而心痛，另一方面怕患者因此放弃治疗而丧失机会，内心充满矛盾怎么办？

当目睹亲人化疗时的不良反应，患者家属首先应自己调整好心态，了解"虽然现实很残酷，但也不得不接受"，家属自我的悲观情绪会加重患者的痛苦体验，自己积极乐观的心态也会传递给患者力量，帮助他们度过痛苦期。其次，应该理解，虽然放化疗会因副反应给患者造成治疗痛苦，但这些痛苦也是暂时的，如果疾病进展，不仅会带来更大的痛苦，同时也会剥夺患者生命，所以应坚持配合医护治疗，不能放弃希望，抓住生存的机会，这些治疗是控制病情的唯一希望，放化疗期间一定要坚持，相信医院，相信医生，一定要有必胜的信心。再次，自己应具备相应的肿瘤治疗护理知识和基本的医学常识，治疗时如有困惑的地方应尽早与医护沟通，了解可能出现的副反应、并发症，作为家属应如何应对。最后，对于肿瘤患者常见的护理手段、营养需求、心理建设等，也需要有一定的知识储备，以不变应万变，和患者共克病魔。

90. 亲人得了癌症，为了急于治好亲人的病，家里其他人看了广告、书刊，甚至道听途说，乱购药、乱吃药，还想着瞒着医生高价寻求并服用偏方，我知道不可取，但我内心承受着可能失去至亲的恐惧，我该怎么办？

当亲人身患不治之症，家人都会慌张，对于任何有可能治愈的希望都如同抓住了救命稻草，不管是牛皮癣小广告，还是神医显灵、求神拜佛，都想试一试，这种心情，可以称作是病急乱投医。

病急乱投医对于肿瘤患者及家属来说是人之常情，有许多的家庭都经历过或是感同身受，但是，其危害也是显而易见的，轻则劳民伤财，上当受骗，重则耽误病情，害人性命。既往有位患者因为咳嗽痰中带血去检查身体，发现是肺癌中期，做完了手术后医生建议化疗，家人不忍心她受化疗之苦，就坐火车去寻找所谓的"名老中医"，为其开了 3 个月中草药，花费了 10 万余元，服用 3 个月后去医院复查，奇迹并未出现，肿瘤出现了新的转移，可惜也错过了化疗的最佳时期，最后还是老老实实地按照医生的建议一直用靶向药。

当亲人得了急症或是无法治愈的疾病，家人可能比患者还要着急，内心往往承受着可能失去至亲的恐惧和痛苦，有时会失去理性的判断。有没有什么办法能让我们回归理性，做回那个能给家人真正支持的坚强后盾呢？

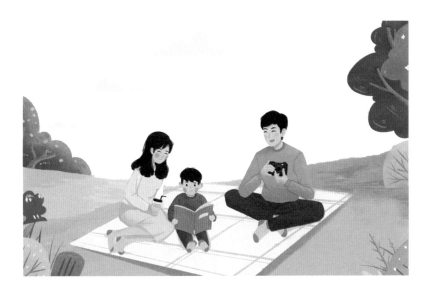

首先，作为家属，应该直面自己内心的恐惧。只有处理好自己的情绪，才能再去处理亲人的情绪。认识到自己正在恐惧的是害怕失去亲人，永失所爱。但生老病死是无法违背的自然

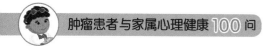

规律，谁都无法改变，能改变的只有自己的心态。

其次，对于病急乱投医的行为，要注意处理的方式方法，具体问题具体分析。

对于危害大的封建迷信，要坚决反对，如对"跳大神"、喝香灰水等。服用任何药物或是保健品，都应该咨询医生，向家人陈述客观事实以获得支持。例如乳腺癌的患者术后出现了继发性淋巴水肿，家属获得以热气熏蒸消肿的偏方，这种情况就应该咨询医生，医生就会告知这样做只会加重肿胀，还可能会引发继发感染，最好的办法是找专业的淋巴水肿治疗师进行治疗。

对于一些没有太大副作用的方法，如果能有一些心理安慰，也可以不生硬反对，可迂回观察。如果把握不好度，可以咨询专业人士。如果有些行为没有明确危害，家人又有较强的信念感，不必强行阻拦，可以观察其效果和副作用。有些患者在生病前可能没有什么宗教信仰，生病后突然开始信仰佛教或是上帝，每日念经或是听圣经，作为家属，我们应该理解人在悲观绝望时寻找精神寄托的想法，关注家人的精神状态是否有所好转。

最后，提供支持与陪伴最重要。

医学发展到今天，虽然相比过去有了质的飞跃，但如果疾病发展到一定阶段，现代医学也是无能为力的。但生命的意义并不只在长度，还有广度和深度。因为有家人的支持和陪伴，短暂的生命也充满了温情的色彩，经过了面对死亡的痛苦思考，反而有可能在这时获得了对生命更深刻的理解，这就是死亡对生命的正面意义。

　　作为家属，我们能做的就是陪伴，接纳他的恐惧或者是愤怒等一切的情绪。适当的时候和临终者交流，倾听他在世上最后的想说的话，以免留下遗憾。也可以试着触摸他的手，注视他的眼睛，轻轻替他按摩或把他抱在怀里，或跟着他的节奏轻轻地与他一起呼吸，这样可以给他极大的安慰。

91. 当患者有很多不解的问题需要咨询医生，又无法得到满意的答复，从而无法建立和谐的医患关系时，作为家属该如何安慰家人？

　　面对陌生的疾病时，患者和家属往往有很多问题急切需要解答，除此之外，还有很多情绪混杂其中，带着情绪的一连串问题一股脑都抛给医生，往往无法得到满意的回答。患者没能得到满意的答复，医患关系不和谐，心中充满怨气，仅仅靠家属安慰，治标不治本。

　　网络上有调研结果显示，三成以上的患者都曾陷入对疾病不了解及跟医生沟通不畅的困境中。而对医生而言，患者的沟通能力将直接影响到就医的满意度和医疗质量。因此，解决问题的关键，是掌握与医护人员良性沟通的方法，建立和谐的医患关系。

　　作为家属，你真的会"看医生"吗？如何与医生零压力沟通？

小技巧1：错峰就医，预约就诊，赢得更多时间

门诊就诊时可提前网上预约，选择分时段就医，可节省等待时间，避免出现"排队2小时，看病5分钟"的情况。一般情况下，医院周一就诊的人员较周五多，上午就诊人员比下午多。非急症应避免选择节后高峰的时间就医，就诊患者数量的增加会直接减少医生分配到每位患者身上的时间，增加沟通的紧迫感。

住院患者如果有较多问题咨询医生，仅仅在查房的10分钟内无法解决的，可以与医生预约其他时间段，以医生的时间安排为主，如选择医生有较多空闲的值班时间段，来深入地咨询和讨论治疗方案等问题。对于需要复查的患者也应该主动和主管医生预约时间，根据医生的上班时间合理安排复诊。

小技巧2：做好记录，目的明确，节省沟通时间

门诊就诊时，与医生的沟通时间紧任务重，需要在短时间快速、精炼总结出自己的病情症状，并告知医生。

如果能根据就诊的目的做好功课，往往能起到事半功倍的效果。在看医生前准备好相关资料，回顾病史，如什么时间发病，曾用什么药物和剂量等，尽量贴近真实情况，多使用数字描述病情。可以事先将这些重要信息写在纸上，如果有自己想了解的问题也可以直接写下来，直接给医生看，以免谈话时找不到重点，浪费了宝贵的时间。

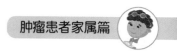

小技巧 3：就医物品妥善保管，电子化储存更方便

每次的就诊记录，办理入院的医保卡、病历和检查结果等资料，都需要妥善保存，按照时间顺序放好，最好是放在专门的文件袋内，以免遗失。对于有异常的检查结果，可以拍照保存，以备不时之需。所有的就诊资料都可以电子化存储一份，携带更加方便，也不怕因为时间久远而丢失。

◎ 四、经济问题

92. 亲人得了癌症，治疗时间长，治疗费用也非常高，家里的经济条件无力承担医疗费用，眼睁睁看着亲人没钱治病，内心十分受折磨，我该怎么办？

国家癌症中心 2016 年发表在《柳叶刀》上的研究表明，我国高达 77.6% 的癌症患者及其家庭难以承受治疗带来的经济负担。网上有癌症账单调查显示，癌症患者年人均总花费为 15 万元，手术、放疗、化疗、靶向治疗等癌症治疗手段都花费不菲，这些都让无力承担医疗费用的家庭直接面临着贫穷和死亡。

作为家属，眼睁睁看着亲人没钱治病，每日担心高昂的医疗费用内心十分受折磨；而亲人眼睁睁看着家庭因为为自己治

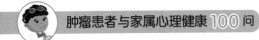

病而逐渐家徒四壁，到处找亲戚朋友借钱或是欠债破产，内心一定更加煎熬。

除了暗自神伤默默流泪，我还能做什么呢？

1. 与医生沟通，考虑是否有机会参加临床试验

什么是临床药物试验？药物临床试验是基于人体进行的药物临床研究，该研究用于确定试验药物疗效及安全性。因为临床药物试验都是使用的新开发的药品，可能会给患者带来新的希望，同时还能极大地减轻患者的经济负担。

如患者成功入组，将免除患者相关的检查和治疗费用，同时还会接受最新药物的治疗，在知情同意的情况下入组治疗，在不愿意接受治疗时也可随时退出治疗。每一项临床试验都会配备专业的治疗专家团队，同时也会成立单独的治疗团队负责入组患者的诊治、观察、护理，尽管是新药，相对而言还是比较安全的。

另外，药物临床试验仅在有资质的医院才会进行，同时有着严格的入组条件，需要与医生保持联系，及时获得相关信息，才有机会入组适合自己病情的临床试验。

2. 与亲人充分沟通，共同决策

我们都希望能保护家人，有坏消息时也不愿意告诉家人，害怕家人无法承受打击，因此医院里常常上演这样的一幕：患者家属请求医生不要告知患者病情，而患者总是能从家人的表现中猜测得八九不离十，还要继续装作不知情。

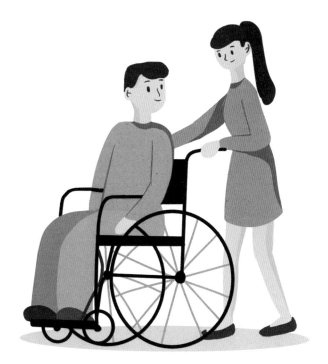

3. 最后的时光都要在各自的煎熬中度过吗?

　　还不如捅破这层窗户纸,去倾听一下各自内心的想法。来一次家庭的真诚沟通,亲人们牵起手来,与医生真诚沟通,共同决策,制订符合自身家庭情况的治疗方案,商量一下什么情况下需要转到下级医院治疗,什么情况下需要居家护理。

　　4. 已经尽力而为,该放下时要学习放下

　　该做的都已经做了,如果还是无法阻止那一天的到来,还不如坦然面对。

有人问及重病中的爱因斯坦是否害怕死亡，他说："不怕，我觉得一切生灵十分和谐一致，个别的生灵开始和终了，生命之树的叶子这片落下，那片长出，难道这值得恐惧？看不出有这种必要。"我们也许无法做到像他一样淡然，但也许能从中获得一些挥手告别的勇气吧。

接纳亲人的疾病无法被治愈的事实，接纳家庭经济能力的局限性这个事实，接纳人生必须要挥手道别的遗憾，才有可能抛弃焦虑和恐惧，让煎熬的内心获得宁静和自由。

93. 家里还有老人和小孩要抚养，已经是肿瘤晚期，花很多的钱可能只能维持一年半年，内心纠结该不该倾家荡产去治疗？

患上癌症，不仅是一个人的灾难，更是一个家庭的灾难。

治疗一个癌症患者所花的费用，可能是一个人十几年的积蓄，可能会导致一个家庭支离破碎、一无所有。

作为癌症患者的家属，在情感上想要不惜任何一切代价努力到最后一刻，但在理智上知道逝者已矣，活着的人还要继续生活下去，有限的经济条件只能维持非常有限的时间，但内心理智与情感不停交战，陷入两难境地。

对于应该还是不应该的问题，并没有标准答案，我们只有一些建议，希望能够对您有帮助。

1. 听从医生的专业建议，将重心逐渐转移到安宁疗护

在现代医学中，安宁疗护（hospice care）一词是指为那些处于生命旅途最后一站的人提供减轻其疾病的症状、延缓其疾病发展的医疗护理，使其安然离开人世。如果已经到了癌症晚期，意味着治疗的目的已经发生了变化，治疗的重心会逐渐转移到姑息治疗来减轻症状。在最后的一段日子，医生会越来越少地考虑创伤性治疗，越来越多地考虑患者的舒适度，避免不必要的痛苦。

安宁疗护并不仅仅是医护人员或公益机构的工作，只要我们愿意去了解安宁疗护，经过学习，我们也能给亲人带去精神和心灵上的鼓励、安慰。作为家属，我们可以学习安宁疗护相关的一些知识，重新去认识生命，了解死亡的含义和心路历程，识别临终患者的痛苦与需求，努力配合医护人员，让患者没有痛苦地走完最后一程。

2. 倾听患者内心的想法，不让患者满心遗憾而去

现在我们面临的状况是，已经是肿瘤晚期，花很多的钱可能只能维持一年半年。如果不治疗，我们可能会很快失去亲人，如果治疗，上有老下有小，很可能是人财两空。不要把这种情况变成家属一个人的选择题，这是一道开放题，应该让大家都参与进来，尤其是患者的声音应该被听到。

有没有人问过患者，是否愿意延长这一年半载的很可能生

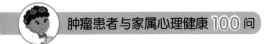

活质量较低的生命？

有没有人问过患者，心里放不下的是白发人送黑发人，还是年幼的小孩如何生活？

有没有人问过患者，是否还有什么未完成的心愿或是遗憾？

倾听、沟通和尊重，换位思考，我们不应被哪个答案所绑架，而是应该尽力去找回我们有限的选择权，同医护人员一起，共同去做出那个艰难的决定。

3. 寻找合适的临床药物试验，怀抱理性的希望

如患者成功入组，相关的检查和治疗费用将会被免除，同时还会接受最新药物的治疗，在知情同意的情况下入组治疗，在不愿意接受治疗时也可随时退出治疗。每一项临床试验都会配备专业的治疗专家团队，同时也会成立单独的治疗团队负责入组患者的诊治、观察、护理，尽管是新药，相对而言还是比较安全的。

4. 将时间用在陪伴亲人的当下，不要浪费时间在纠结上

作为家属，我们如果已经相互倾听并理解对方的需要了，接下来的时间都应该被用来表达爱，不应该被浪费在纠结之中。

陪伴亲人活在当下，帮助亲人完成想要完成的事情，好好道别。在亲人还清醒的时候，告诉他，你多么爱他，珍惜他，失去了他会很难过，但是仍然会带着对他的爱好好生活。

可以陪伴亲人回顾一生的每个重要时刻，也可以说些微不

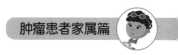

足道的小事情，可以与老人谈谈心，或是给还未长大的小孩写写信，活在当下，每一刻都是珍贵的。

94. **面对高额的治疗费，有没有什么途径寻求社会上或者是国家的补助，来维持接下来的治疗？**

当面对高额的治疗费用，远远超出你能承受的范围时，内心希望有人来帮助的愿望，往往都会落空。

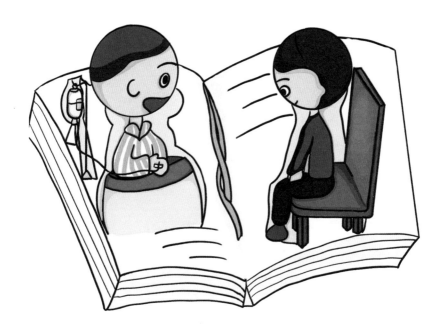

在电影《我不是药神》中，因为吃进口药吃掉了一套房子的老婆婆的哭诉让人印象深刻，有多少家庭因为患病而债台高

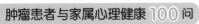

筑，又有多少家庭因此而人财两空、家破人亡。

一项来自山东大学的研究显示，高达 52% 的癌症患者借钱看病或因治疗太贵而放弃某些治疗手段，18% 的患者因治疗癌症借款超过 5 万元。在我国这样一个人口基数较大的发展中国家，一个现实的问题是，即使肿瘤患者有医疗保险，财务压力依然巨大，不少肿瘤药物进入医保目录后，对癌症患者造成的经济负担依然沉重。

有一些办法可以尝试，如许多大医院都有社工来帮助患者筹款，社区可能会有低保等补助，参加一些免费的临床试验等。

有些晚期的患者，我们要把重心放在提高生活质量上，而不是明知无效却不顾自己的经济状态去滥用。要学会放下。有些时候"不做"比"积极地做"对患者的生活质量更重要。

五、临终关怀

95. 面对即将逝去的生命的恐惧，作为家人该如何帮患者克服？

患者即将走到生命最后一程，心中满怀着对即将逝去生命的恐惧。

作为患者家属，何尝不是生活在恐惧中呢？恐惧即将要失去家人，害怕家人在最后的阶段还要忍受痛苦。

现实情况中，患者和家人都戴着假面，都在隐藏各自的痛苦，不愿意谈论这个即将到来的终点，仿佛不谈论，这终点便永远不会到来。

可是你知道吗？克服恐惧，首先我们要有勇气谈论它，直面它，让它无处遁形，最后消失得无影无踪。

与家人谈论恐惧，对，也就是谈论死亡，我该如何开口呢？

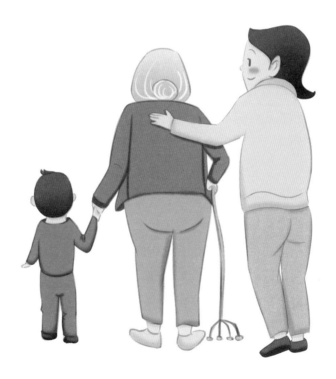

许多时候这种敏感时刻转瞬即逝，她 / 他准备好了要说，你却没有准备好听；你鼓起勇气想谈，她 / 他却疲倦地闭上了眼睛。

我想教大家 3 个方法，让大家非常自然地谈论自己的死亡观，谈论最后时刻的选择，谈论没有我们的世界有什么不一样。

1. 玩安心卡牌

在参加安宁疗护培训时，培训老师曾经教我们使用一种卡牌来与患者沟通，这就是安心卡。在有些医院可能已经有了这种活动，称为"安心茶话屋"，让患者和家人在打扑克一般的轻松环境下去谈论死亡相关的话题。安心卡的设计极具巧思，涵盖心灵、财务、人际、身体四大需求，各有 12 张卡片，描述着我们面对死亡时，在这项需求上可能会有的愿望。我也参加过这样的活动，使用过卡牌来考虑自己的愿望，也分享过别人的愿望，结果总是笑中带泪，你会发现你的亲人的选择并不总是与你猜测得一样，当他 / 她说出了自己的需求和担忧，你们的连接好像又加深了。

在美华慈心关怀联盟网站上有网上的"安心茶话屋"活动可以参加，可以赠送或是购买卡牌，卡牌不仅可以供临终患者使用，还可以用来进行死亡教育，让大家思考以前从未考虑过的问题，更加珍惜当下的时光。

2. 一起看电影

在参加安宁疗护培训时还有个印象深刻的事情，就是老师推荐我们和老年人一起看一部电影——《遗愿清单》。老师说这部电影能让老年人开口，谈论自己内心深处想要完成的愿望。《遗愿清单》讲述了两个老头在患癌症期间成为同房病友，身份地位、脾气习性截然不同的两个人在开始的时候互相看彼此不顺眼，整日互相攻击，但随着治疗的深入，他们目睹了太多彼此最痛苦煎熬的经历，在相处中成为朋友，后来，两个时日无多的老头仔细列出自己的遗愿清单，并用行动去实现它们。看完了这部电影，我也开始思考，我的清单上会有什么呢？

和家人一起看一部与死亡相关的电影是一个不错的选择。在电影里面一起哭一起笑，不觉突兀，一切都那么顺其自然，爱和恐惧就这样说出口了，不用经历内心纠结。

带家人一起去看电影《送你一朵小红花》，告诉家人，即使你不在，我也会带着对你的爱，好好生活。相信你们的恐惧和担忧，都会得到治愈。

3. 一起读书或者写信，看公众号文章也可以

与亲人共读一本书，一起讨论书中的人生至理或是小故事，会让沟通更加默契，让死亡这样的话题变得如同诗歌一般柔和、轻盈起来。

推荐《最好的告别》（原名为 *Being Mortal: Medicine and What Matters in the End*）一书，本书由美国作者阿图·葛文德

（Atul Gawande）创作，讲述作者衰老与死亡的思考。作者是一名外科医生，他在书中讲述了一个个伤感而发人深省的故事，并为我们提供了实用的路线图，告诉我们为了使生命最后的岁月有意义，我们可以做什么、应该做什么。书中对"善终服务""辅助生活""生前预嘱"等一系列作者推崇的理念，都穿插在故事中作出详尽的说明，相信能给需要的人一些鼓舞和启迪。

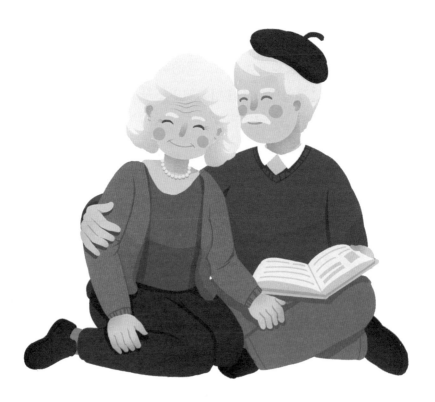

对于平时自认为不会说话、不会安慰人的朋友，推荐《疗伤的对话》，学习如何倾听家人，如何说出安慰的话语而不会伤害到家人。

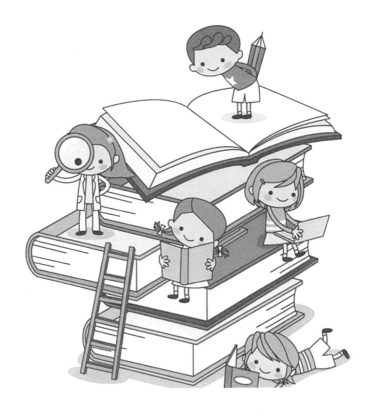

对于生性含蓄，看再多书也学不会开口的人，还有一招原始的方法——写信。无法表达可以诉诸笔端，如果亲人逝去，见字如面。写作可以帮助我们表达内心的情感，宣泄情绪，获得内心的平静。

如果你是既不爱读书也不爱写信，就爱刷手机的朋友，那推荐关注一个公众号——生前预嘱推广，在这个公众号里关注死亡质量，关注如何道爱道别道谢，关注安宁疗护的培训信息。与家人共同关注这个公众号，你可能会找到组织，打开新世界的大门，除了自己的亲友，也许你还能帮到更多人。

最后，我想把现代姑息医学创始人、伦敦圣·克里斯托弗救助院创办者 Cicely Saunders 女士的一句话送给你的亲人：

"你是重要的，因为你是你，

你一直活到最后一刻，仍然是那么重要，

我们会尽一切努力，帮助你安详逝去，

但也尽一切努力，令你活到最后一刻。"

六、照护者心理健康

96. 家人得了癌症，已无救治希望，加上长期服侍患者，影响了工作导致经济拮据，有时会有厌倦情绪，特别痛恨自己，我该怎么办？

（1）正确面对家人患癌事件，癌症不仅仅消耗一个人，也是在消耗全家。一个人病了，全家也跟着痛苦。但是金钱买不来亲情！

（2）家庭是有机整体，家属与患者之间要相互鼓励、相互扶持，共同面对疾病与困难，激发患者抗癌的勇气，使他们顽强地生活，充分发挥潜能，与疾病抗争。这是任何药物也无法替代的。

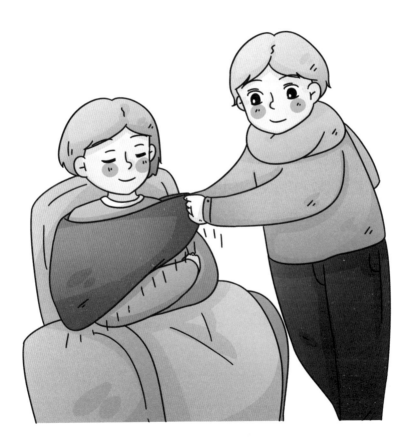

（3）鼓励患者积极、科学地配合治疗，不要轻易放弃治疗。临床上不乏遇到曾被宣告没多久可活的患者奇迹康复，并顺利回归社会的例子。

（4）作为家属如果感到身心俱疲，经常恐惧，焦虑，悲伤，要学会减压、抗压。尝试着做些放松的事情，运动、散步、听音乐、向朋友倾诉或是进行正念减压。必要时寻求专业心理治疗师的帮助。

（5）积极面对伴随癌症的生活。癌症也是一种慢性病。

97. 老伴得了癌症，会经常住院，面对老伴不在身边的不适应，我该怎么办？

首先，这种不适应生活中没有老伴的现状是正常心理反应。很多夫妻习惯了跟老伴长相守，相依相伴的日子。其次，可以向旁人倾诉这种感受。

或者，可以描绘"我的生命线"，以时间为纵轴，以生活事件为纵轴。横轴上是开心的事，横轴下是不开心的事。重点讲述对老伴生病这件事的感受和想法，这件事带给自己什么？通过这种方式，了解自己的性格特点，了解夫妻之间的互动模式，思考这种不适应与哪一些有关系，理清不适应什么？思考当下的应对策略。

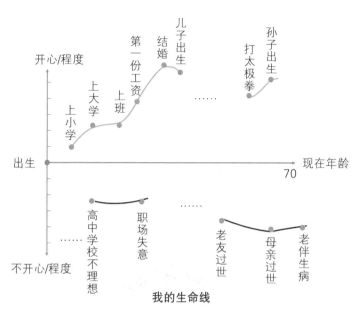

我的生命线

98. 我有亲人患癌症，让我对自己也感到担忧，我患相同的癌症的可能性大吗？日常生活中我该注意些什么能够防止自己患癌？

这样担心是正常心理反应，很多人都有这样的想法。

我们常看到在一个大家庭中有几个亲人患同样癌症的情况，比如鼻咽癌、乳腺癌。可能与遗传的因素有关，还有可能与相同的生活环境、饮食结构等有关。我的亲戚就有姐妹三人都患了乳腺癌。当然并不是所有的癌症都与遗传因素有关，乳腺癌患者的亲人同患病的概率高一点。这种情况一旦发生，就需要去咨询肿瘤专科医生，做些检查，看看患者是否携带一些遗传基因，如果有，就建议健康的家人按期做体检，或者做些积极的治疗。

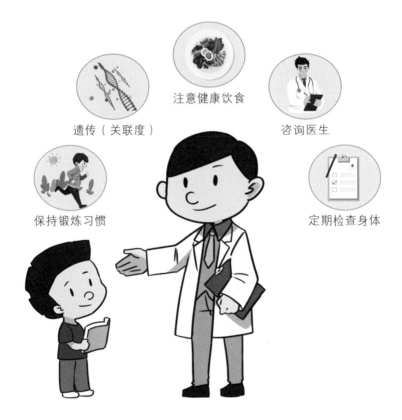

遗传（关联度）

注意健康饮食

咨询医生

保持锻炼习惯

定期检查身体

否世界卫生组织研究表明，癌症是生活方式疾病。不良的生活方式包括不合理饮食、抽烟酗酒、熬夜、生活紧张和压力、缺乏运动等。不良的生活方式导致人体免疫力降低，加上每个人的后天生活环境、生活事件、性格特点不一样，这就能解释，为什么都是亲人，有的人患癌，有的人不患同一样的癌。

如何做好防癌抗癌生活？这就得从我们生活方式入手。改变不良的生活方式，做到以下这些。

（1）合理膳食，不偏食，各种颜色、各种结构的饮食兼收并蓄，不暴饮暴食，饮食有节，吃干净的食物。

（2）戒烟限酒。

（3）不熬夜。

（4）学习一些放松的方法，比如深呼吸、冥想放松等，生气时倾诉或者写出来等。

（5）多运动，制订运动计划，按照计划实施。多参加积极有意义的活动。

（6）必要时跟心理专家沟通，缓解情绪。

99. 因为担心自己有患癌症的可能，体检做什么项目可以提前发现肿瘤？

定期体检是防癌的一大重要手段。

第一，实验室检查。包括血常规、免疫功能检查、肿瘤标志物检查，这些检查有可能提示在某一方面或者某一系统有早期或者疾病本身特征性的标志物，能够提示疾病的发生。

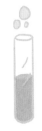 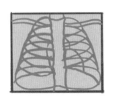 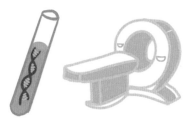

实验室检查　　影像学检查　　基本检查　　核医学检查

第二，影像学的检查。影像学检查包括CT检查、X线检查，还有磁共振检查、超声检查等，这些检查能够分辨全身组织或器官一些异常包块，给诊断提供辅助的价值。

第三，最流行的基因检查。如果患者做基因检测，能够提示诊断或为治疗提供方向。

第四，核医学的检查，比如PET-CT检查。

100. 面对肿瘤的年轻化感到担忧，我该怎么办？

（1）引导患者反思患癌的因素，例如：脾气暴躁、爱吃甜食、爱吃辛辣烧烤类食物、抽烟喝酒、熬夜、过度使用电子产品等等。指导患者今后如何纠正和规避不良习惯，制订合理的作息时间表，养成良好的生活习惯，并督促落实。

（2）引导患者说出内心的担忧事件，给予指导。

（3）积极参加体育锻炼，增强自身体魄；避免不良情绪，

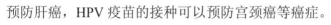

学会倾倒心理垃圾，保持心情舒畅。

（4）定期体检，做到疾病早发现、早诊断、早治疗。

（5）疫苗的预防接种，例如：乙肝疫苗的接种可以预防肝癌，HPV 疫苗的接种可以预防宫颈癌等癌症。

（6）远离不良的自然环境，如：化学污染、辐射污染、空气污染等。尽量减少暴露在这些环境中，必要时做好防护。

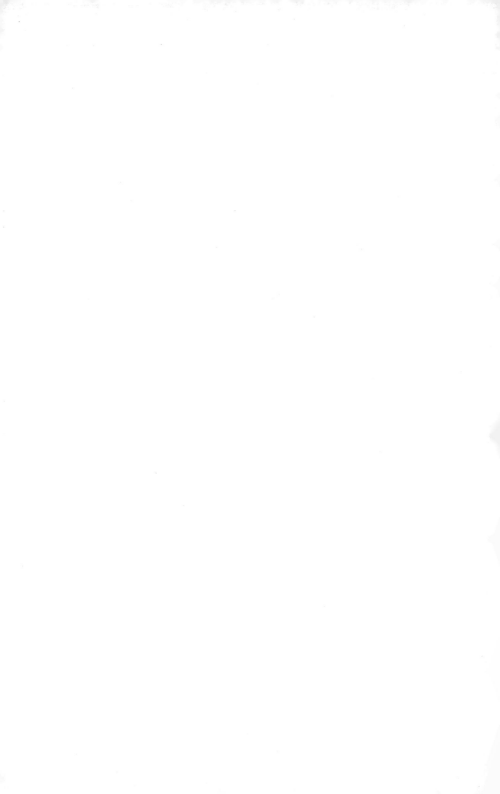